不足すると
ガン、脳・心血管病、
糖尿病、関節症等を招く

ビタミンDは長寿ホルモン

Vitamin D is a long life hormone.

医学博士
斎藤嘉美 著

ペガサス

はじめに

ビタミンDは高等動物の生命維持に必須のビタミンです。近年、ビタミンDサイエンスの進歩が海外での多くの報告により明らかになり、これまではビタミンDの作用は腸、骨、腎臓、副甲状腺などのカルシウムの代謝や平衡を保つことに限定されると考えられていましたが、今や9倍以上もの器官や細胞に及ぶことが立証され、ビタミンDの多能的な生物学的反応が判明したのです。

しかも、循環中の活性型ビタミンD_3の腎臓での内分泌的産生だけでなく、腎臓以外でも多くの臓器で産生されることも明らかになり、ビタミンDからホルモンDとの考えに変わりました。ビタミンDは健康によい多彩な作用を有しており、ビタミンというよりも長寿ホルモンといえそうです。

しかし、ビタミンDに関する新しい科学的・臨床的知識が十分に人間の健康に役立っているとは思えません。現実には、世界的にビタミンD不足・欠乏の人々が数多く存在しています。幸い日本人の伝統的な食材である魚は、ビタミンDの宝庫です。適度に日光に当たることと合わせて、魚を中心とした適切なビタミンD摂取が望まれるところです。なお、日光浴とガンの関係、ビタミンDの摂取に関しましては、第2章「太陽光は皮膚以外のガンを減らす」、第3章「日光浴でビタミンDを補充するには」「食事でビタミンDを補充するには」をご参照ください。

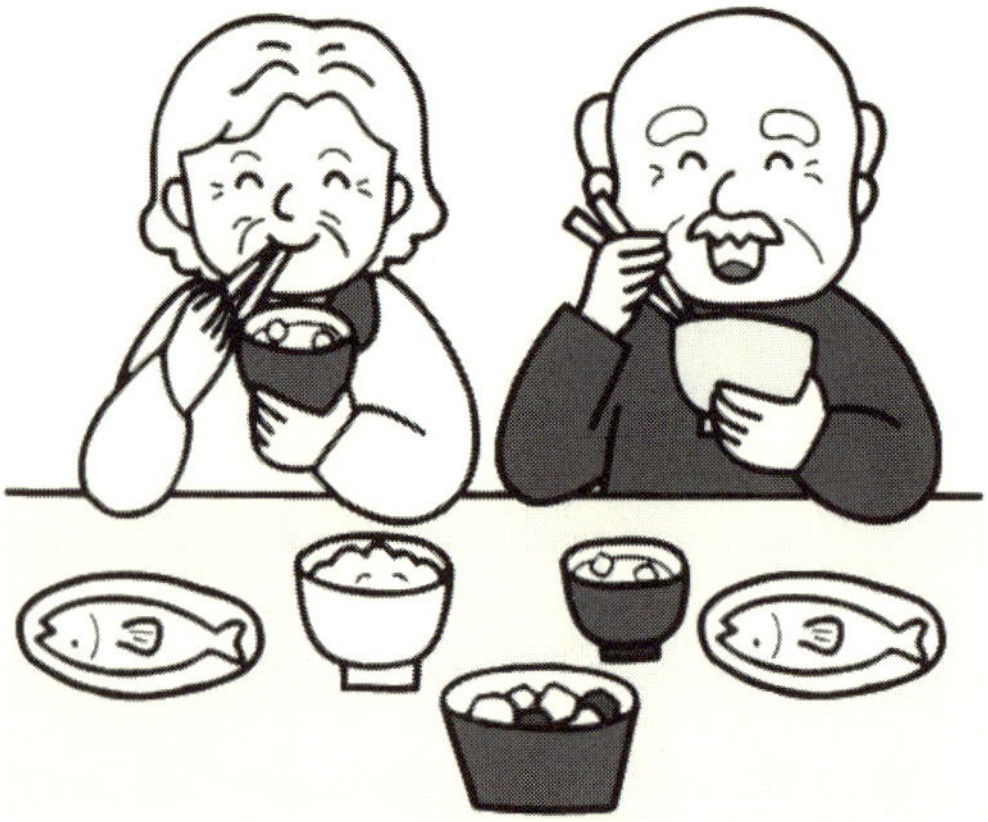

執筆協力／佐々木とく子
カバーデザイン／クリエイティブ・コンセプト

◎本書の単位表記について

本書にはなじみの薄い単位がいくつか出てきますので、簡単に説明しておきます。

1 ng/mℓ（ナノグラム/ミリリットル）は慣用単位で、「ナノ」は10億分（10の9乗分）の1を意味し、1 ng/mℓ は10億分の1 g/mℓ（グラム/ミリリットル）にあたります。

ミリは1000分（10の3乗分）の1を意味し、1 mℓ は1000分の1 ℓ（リットル）になります。

また、pg（ピコグラム）は1兆分（10の12乗分）の1 gを、μg（マイクログラム）は100万分（10の6乗分）の1 gとなります。

1 nmol/ℓ（1ナノモル/リットル）は国際単位で、慣用単位から国際単位に換算するには2.266をかけます。したがって、1 ng/mℓ ＝2.266 nmol/ℓ、1 nmol/ℓ ＝ 1 /2.266ng/mℓ となります。ただし2.266では計算が煩雑なため、換算する際にはおおよその数値として2.5を用います。

IU（International Unit）は効力を表す国際単位で、ビタミンDの場合は1 IU（アイユー）＝0.025 μgです。したがって、IUを重さの単位に換算するには0.025をかけます。重さからIUに換算するときは40をかけます。1 μg＝40IU。

※なお、本文では英文表記とし、短いものは縦組みのまま、長いものは横組みにして（右に90度回転させて）入れてあります。

第1章 ビタミンDで健康長寿を！

ビタミンDは「骨や歯を作る」だけではなかった

皆さんは「ビタミンD」というと、どんなことを思い浮かべるでしょうか？　「骨や歯を作るのに必要なビタミン」「日光を浴びると皮膚で作られる」「あとは……？」という感じではないでしょうか。

実際、研究者の間でも長い間、ビタミンDの働きはもっぱらカルシウムの代謝や血中濃度を一定に保つことなどとされてきました。「小腸からのカルシウムの吸収を促進する」「血液中のカルシウムを骨に運搬し、沈着させる」「血液中のカルシウムの量が減少したときは、骨から運び出す」「カルシウムが不足したときは、尿中に排出されないように腎臓から再吸収する」といったことです。

そのためビタミンDに関する論文は、1975年には全世界で年間たった100本程度しかありませんでした。ところが、その後徐々に数が増え、2007年には1000本超、さらに今では2万本を超し、1975年の200倍以上になっているのです。いったい何が起こったのでしょうか？

実は、ビタミンDの働きがカルシウムの代謝や平衡に限らない、それどころか脳や神経、血管なども含む全身の器官に及ぶことがわかってきたのです。今では以下のような多様かつ重要な器官に、ビタミンDが作用していることがわかっています。

脳、神経、心筋、肝臓、脾臓《ひぞう》、肺、腎臓、副腎、胃、大腸、小腸、膵臓《すいぞう》、甲状腺、副甲状腺、前立腺、卵巣、子宮、睾丸《こうがん》、副睾丸、乳房、耳下腺、胎盤、胸腺、筋肉、骨、骨髄、軟骨、皮膚、脂肪、網膜、下垂体、毛のう、血管、リンパ球、骨芽細胞などです。

ところで、これらの器官や細胞にビタミンDが作用することが、なぜわかるのでしょうか？　一言でいえば、これらの器官や細胞にはビタミンDの受容体（レセプター）があるからです。

ビタミンは、体内で〝受容体（レセプター）と特異的に結合する〟ことで機能を発揮します。受容体とは、細胞の表面や内部にあって、ビタミンやホルモン、ウイルスなど特定の物質と結合する役目を担う物質をさします。〝特異的に〟とは、〝ある特徴を持ったものとだけ〟という意味で、ビタミンが鍵だとすれば、受容体は錠に相当します。つまりビタミンDという鍵は、ビタミンDに合う鍵穴を持った錠、すなわちビタミンD受容体がある器官にだけ作用します。言い換えれば、ビタミンD受容体があれば、その器官や細胞にはビタミンDが作用するということなのです。

ビタミンDが具体的にどのような働きをするかは第2章で述べるとして、もう少しだけ、ビタミンDとは何者なのかをみておきましょう。

ビタミンDが最初に注目されたのは、やはり骨との関係においてでした。子どもの頃にビタミンDが不足すると、骨の発育が障害されてクル病を発症しますが、ヨーロッパでは昔からクル病が多く、さまざまな研究がなされてきました。そして、1919年にはその原因が栄養障害であることがイギリスの化学者メランビィによって突き止められ、1925年にはアメリカの化学者マグカラムによって原因物質が特定され、ビタミンDと名付けられたのです。「D」になったのは、その時点でビタミンAからCまでが発見されていたからです。

その後、ビタミンDには構造の違いによってD_2~D_7の6種類があることが判明しています。ただし、強い生理作用を持つのはビタミンD_2とD_3だけで、そのほかは生理作用が弱く、存在する量も少ないことから無視されています。ちなみにビタミンD_1は、後にD_2とD_3の混合物であることがわかり、欠番になりました。

ビタミンDは「ビタミン」ではなく、「長寿ホルモン」だった！

ビタミンDは食物に含まれるだけでなく、人類をはじめとする動物の皮膚でも作られます。食物に含まれるのはビタミンD_2とD_3で、動物の皮膚で作られるのはビタミンD_3です。これらのビタミンDは、腸あるいは皮下から血液に入って全身を循環したり、脂肪細胞に蓄積されたりします。

ビタミンDは全身を循環する過程で、タンパク質と結合して肝臓へ運ばれ、肝臓で酵素によって代謝され、水酸化化合物「25(OH)D」(25−ヒドロキシビタミンD_3)となります。体内のビタミンD濃度などを測るときは、この型のビタミンDを使います。

ただし、この「25(OH)D」は生物学的には不活性、すなわち反応しにくい状態で、このままでは体内でさまざまな機能を果たすことができません。そこで、肝臓から放出されたあと腎臓に運ばれ、細胞内にある小器官・ミトコンドリアに取り込まれ、生物学的に活性、すなわち反応しやすい型である「1,25$(OH)_2D_3$」(1,25−ジヒドロキシビタミンD_3)になります。これを本書では「活性型ビタミンＤ」と呼びます。

活性型ビタミンＤは小腸でのカルシウム吸収を高め、骨のリモデリング（再構築）を促進し、腎臓ではカルシウムの再吸収を亢進《こうしん》させます。さらに、血液中のカルシウムやリンの濃度を一定の水準に保つように働きます。たとえば、低カルシウム血症（血液中のカルシウム濃度が８・５㎎／㎗未満）になると、活性型ビタミンＤが合成され、腸管からのカルシウム吸収を促進し、腎臓の尿細管でカルシウムを再吸収して血液中のカルシウム濃度を上昇させます。

反対に、血液中のカルシウム濃度が10㎎／㎗以上になると、活性型ビタミンＤは合成されなくなります。血液中のカルシウム濃度がちょうどよくなったためで、活性型ビタミンＤは血中カルシウム濃度が高くなると、腎臓内での反応を起こす物質の働きや、副甲状腺からのホルモン分泌を抑制し、自分自身の産生を抑えるのです。つまり、活性型ビタミンＤは腎臓で合成され、その合成量は体内のさまざまな因子によって調節されているわけで、これはビタミンではなく、ホルモンというべき性質です。しかもこの活性型ビタミンＤは、腎臓以外でも多くの臓器で産生されることが明らかになっています。

ホルモンとは、特定の組織または器官から分泌され、体液とともに体内を循環して、ご

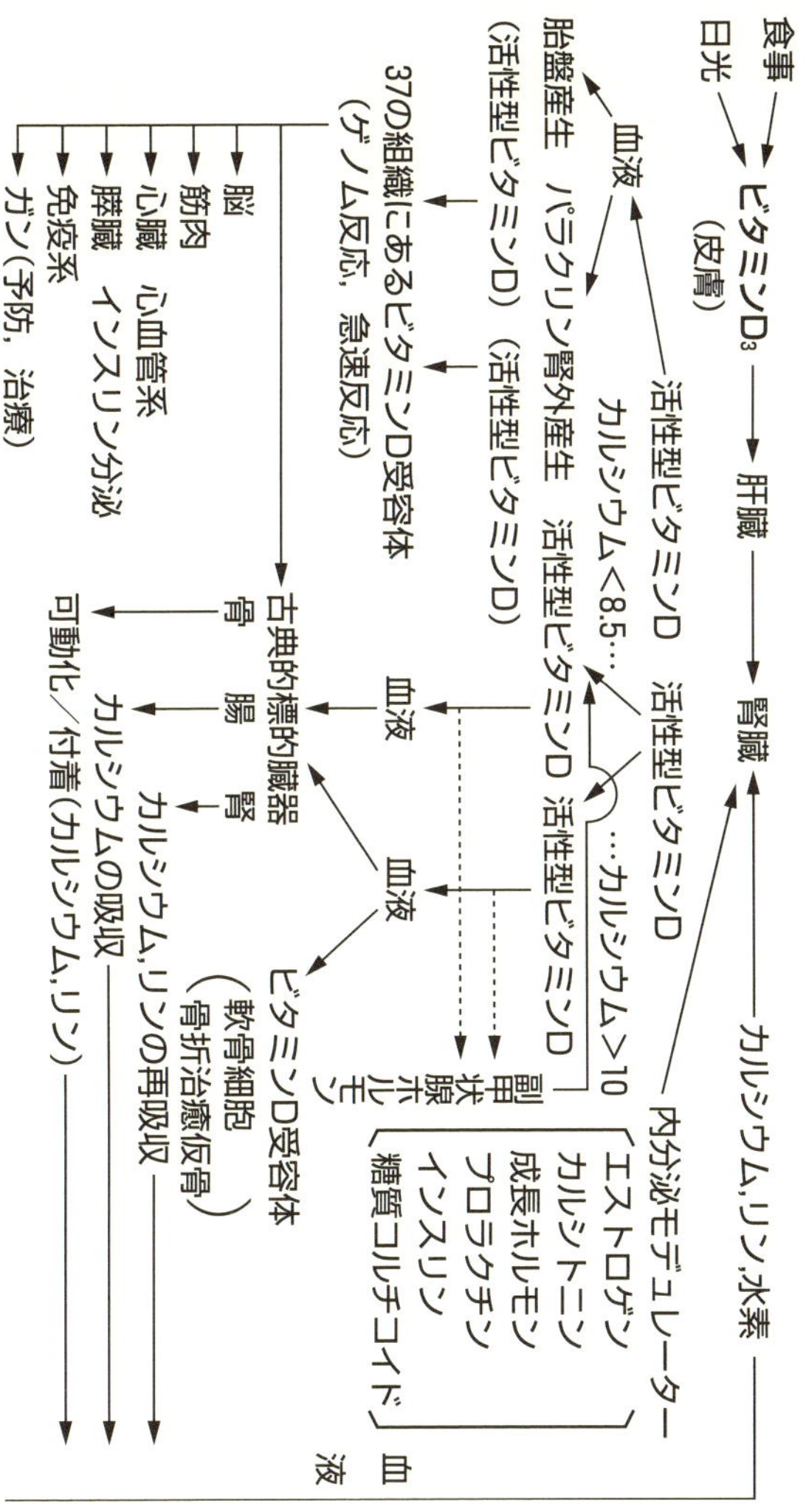

図1 ビタミンD内分泌系
(Norman AW, 2008 より改変)

く微量で特定の組織の機能に変化を与える物質をさします。それに対してビタミンは、動物の生存や成長に不可欠であるものの、動物が自分の体内では合成できないため、外から摂取しなければならない微量の有機物をさします。腎臓をはじめ多くの体内の器官で作られ、血液とともに体内を循環してさまざまな組織や細胞に作用し、さらに「老化」といわれる身体機能の変化の多様な側面にも関与している可能性のある活性型ビタミンDは、まさに長寿ホルモンといえます（図1）。

第2章

ビタミンD不足は
いろいろな病気を招く

高血圧

高血圧は、それ自体は自覚症状がないものの、放置すれば動脈硬化を引き起こし、やがては脳梗塞や心筋梗塞、狭心症、脳出血やくも膜下出血、大動脈瘤《りゅう》破裂などを招く危険性のある厄介な病気です。しかも、高血圧の約95％は原因が特定できない「本態性高血圧」で、腎臓病など特定の病気によって引き起こされる、原因がはっきりした「二次性高血圧」は約5％にすぎません。

高血圧には遺伝や老化、生活習慣、自律神経（交感神経、副交感神経）、内分泌など、さまざまな要素が複雑に絡み合っているため、ほとんどの場合、原因が特定できないのです。つまり、原因を特定して根治することが難しいわけです。ただし、どのようにして高血圧が引き起こされるかという仕組みや、高血圧を引き起こす原因物質は、かなりのところまで解明されてきました。そして、ビタミンDが高血圧の改善に効果的であるらしいことが、近年わかってきたのです。

たとえば、2002年にシカゴ大学のリー博士らが行った実験では、ビタミンD受容体のないマウスでは高血圧の原因物質を作る際に働くレニンという酵素が通常のマウスの何倍も作られてしまい、高血圧と心肥大を招きました。さらに野生のマウスを使い、活性型ビタミンDが合成されないようにすると血液中のレニンが増加し、活性型ビタミンDを注入すると減るという結果も出ました。これらの実験から、ビタミンDがレニンの分泌を調節していることがわかります。

血圧を上昇させる原因となる物質はいくつかありますが、なかでも非常に強い作用をもたらすのが、アンジオテンシンⅡという生理活性物質です。生理活性物質とは、動物の体内で作られ、微量で生理・薬理作用を発揮する物質で、各種のホルモンなどもこれに含まれます。

私たちの体内では、アンジオテンシノーゲンというタンパク質がレニンやアンジオテンシン変換酵素（ACE）などの酵素の働きによって少しずつ構造を変え、アンジオテンシンⅡになります。そして、アンジオテンシンⅡが受容体に取り込まれると、血管収縮、交感神経の活性亢進、抗利尿ホルモン分泌などが起こり、その結果、血圧が上昇するのです（図2）。治療に使われる降圧剤の多くはこの「レニン-アンジオテンシン系」の経路のどこかをブロックするもので、レニン阻害薬、ACE阻害薬、アンジオテンシンⅡ受容体拮

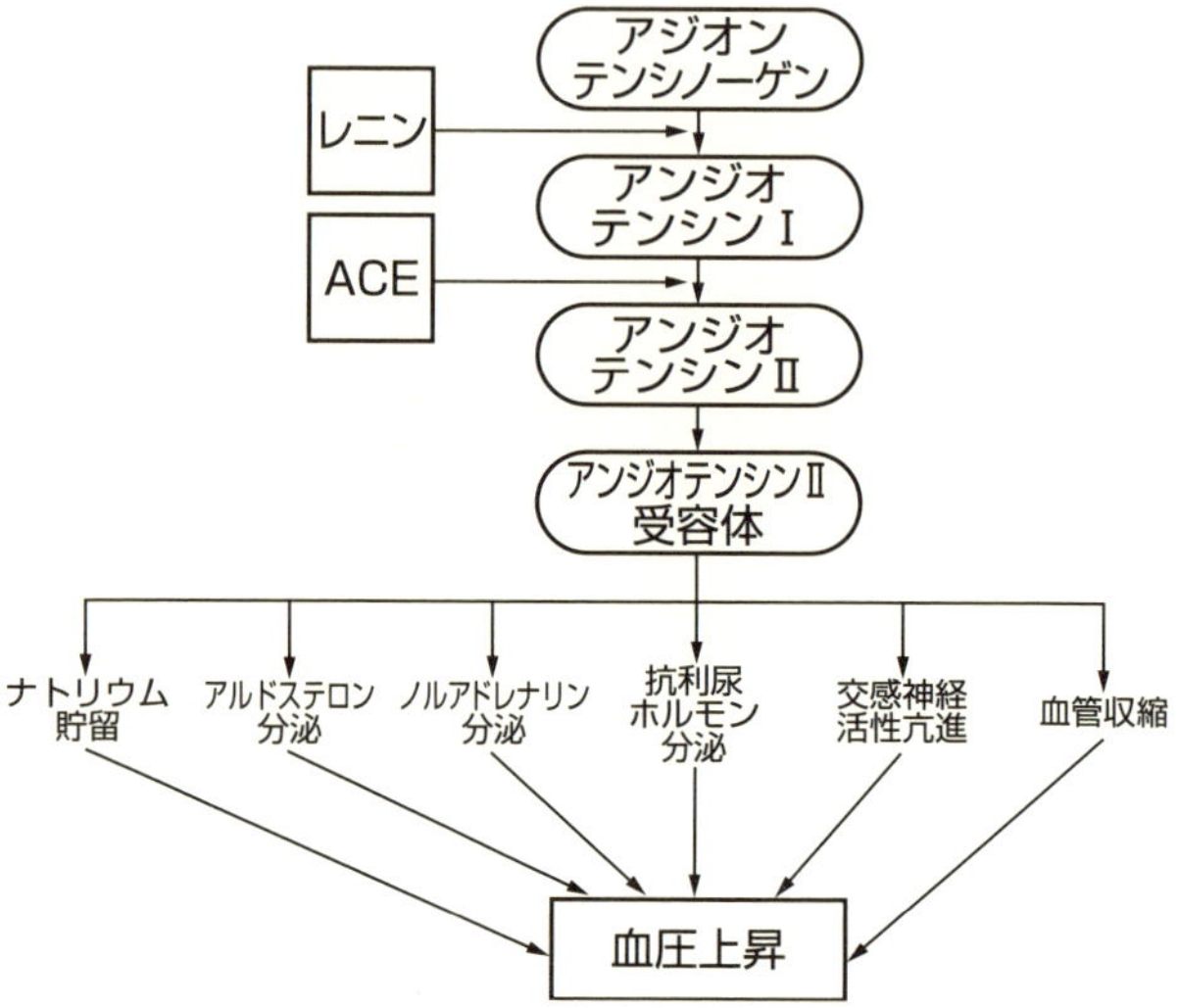

図２　レニン–アンジオテンシン系と血圧上昇

抗薬などがあります。

活性型ビタミンＤは受容体を介して直接レニンに作用し、その量を減らすことで血圧の上昇を抑えるとともに、レニン産生に働く副甲状腺ホルモン（ＰＴＨ）を抑制して間接的にレニンの分泌を阻止し、血圧の上昇を抑えます（図３）。

ビタミンＤの降圧効果をみる研究としては、２００１年にドイツのフェルステン・クリニックのプファイファァ博士らが行った臨床試験があります。平均74歳の女性１４８人を対象に８週間、カルシウム単独投与とビタミンD_3・カルシウムの両方を投与して結果をみたところ、後者では血中ビタミンＤ濃度が72％増加し、

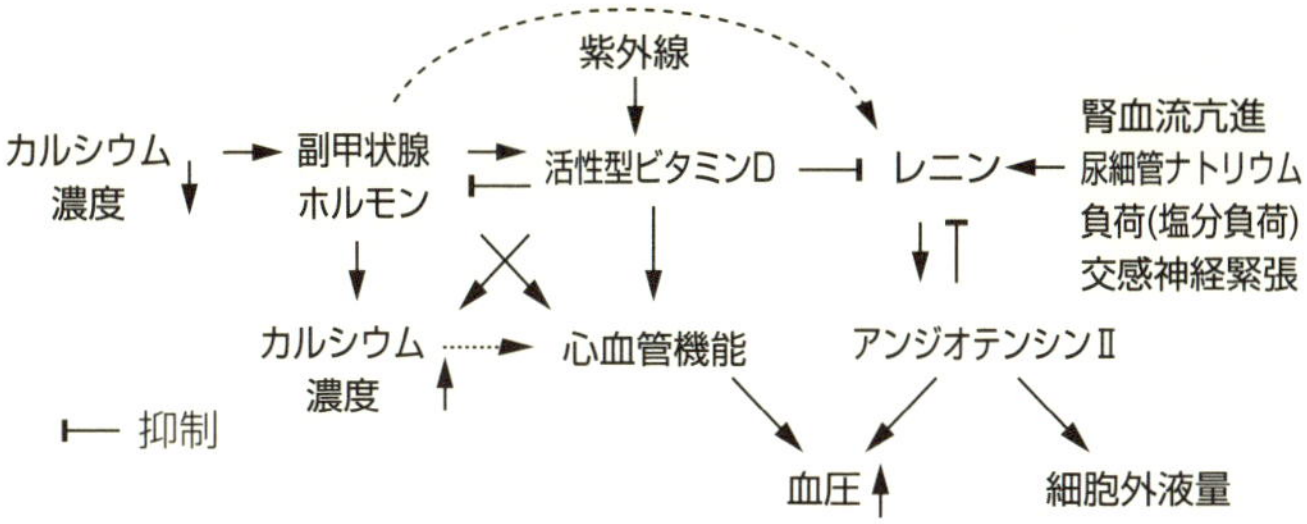

図３ ビタミンD内分泌系とレニン-アンジオテンシン系との関係

（Li YC, 2003より改変）

収縮期（最高）血圧が13㎜Hg低下したのです。また、収縮期血圧が5㎜Hg以上低下した人は81％に上りました（表1）。

もっと大規模な研究もあります。２００７年にハーバード大学のフォーマン博士らが発表した研究では、男性６１３人、女性１１９８人を対象に、血中ビタミンD濃度と高血圧発症を４～８年間追跡調査しています。その結果、男性では血中ビタミンD濃度が15ng／㎖未満の人は、30ng／㎖以上の人に比べて約6倍、女性では約3倍、高血圧発症のリスクが高かったのです（表2）。

このような研究はほかにもありますが、いずれも血中ビタミンD濃度が低い人は、高血圧発症のリスクが高いという結果が出ています。つまり、ビタミンDには血圧を下げる働きがあると考えられるのです。

表1　カルシウム単独（1200mg/日）、ビタミンD_3（800IU/日）＋カルシウム（1200mg/日）併用（8週投与）による血圧の変化

（Pfeifer M et al, 2001より改変）

(mmHg)	カルシウム単独		ビタミンD_3+カルシウム		5mmHg以上低下	
	投与前	投与後	投与前	投与後	カルシウム単独	ビタミンD_B+カルシウム
収縮期血圧	140.6	134.9	144.1	131.0	35例(47%)	60例(81%)
拡張期血圧	82.6	75.7	84.7	77.5	36例(49%)	58例(78%)

表2　高血圧発症リスクと血中ビタミンD値

（年齢、BMI、身体活動で調整後、Forman JP et al, 2007より一部改変）

	血中ビタミンD (ng/mℓ)	≧30	15～29	＜15
男	症例数 相対リスク	22 1.0	33 1.12	6 6.13
女	症例数 相対リスク	58 1.0	60 0.85	11 2.67

脳・心血管病

脳梗塞、脳出血、くも膜下出血、心筋梗塞、狭心症、大動脈瘤破裂などの「脳・心血管病」は、動脈硬化を主な原因として起こる脳と心臓の病気で、動脈硬化性疾患とも呼ばれます。脳・心血管病はご存知のとおり、最悪の場合には死に至ることもある怖い病気で、年間死亡者数は30万人超。しかも、患者数は300万人以上。いったん発症すると容易に治らず、重い後遺症が残ることもあるため、未然に防ぐことがとても重要です。

この脳・心血管病に対しても、ビタミンDが大きな働きをしていることが近年の研究によってわかってきました。たとえば、マサチューセッツ総合病院のワング博士らが2008年に発表した研究では、血中ビタミンD濃度が15ng/mℓ未満の人は、15ng/mℓ以上の人に比べて、心血管病の発症率が約1・6倍。しかも、高血圧を発症している人では約2・1倍にも上るという結果が出ています。

ビタミンDが脳心血管病のリスクを減らす仕組みは、以下のように考えられます。まず第1に、先に述べたようにレニンの分泌を抑制する作用などによって、ビタミンDには血圧が高くなるのを防ぐ働きがあること。高血圧は動脈硬化の大きな要因ですから、高血圧を防ぐということは、動脈硬化を未然に防ぎ、ひいては脳・心血管病の発症を防ぐことになります。

第2に、血管平滑筋、血管内皮、心筋細胞などに広くビタミンＤ受容体があり、これらの器官や細胞で活性型ビタミンＤが多様な働きをしていること。たとえば、活性型ビタミンＤを破壊する酵素《こうそ》を分泌するように遺伝子操作したラットは、血管内に粥状《じゅくじょう》硬化が発生することがわかっています。粥状硬化とは、コレステロールが白血球の一種（マクロファージ）に取り込まれ、粥腫（アテローム）と呼ばれる泡状の大きな細胞となり、血管壁に付着したりすることで生じる症状で、粥状動脈硬化病変とも呼ばれます。この粥腫がはがれ落ちて流れ、脳や心臓の血管を塞《ふさ》ぐと、脳梗塞や心筋梗塞を発症します。このことから、ビタミンＤには粥状硬化の発生を防ぎ、脳梗塞や心筋梗塞を予防する働きがあると考えられるわけです。

第3に、ビタミンＤが欠乏すると副甲状腺の機能が亢進して、副甲状腺ホルモン（ＰＴＨ）が盛んに分泌されるようになります。ＰＴＨには心筋細胞を増殖・肥大させ、血管のリモデリング（再構築）を生じ、炎症を起こしやすくする働きがあるため、心肥大や動脈硬化を招く危険性が高まります。したがって、ビタミンＤをきちんと摂ることで、これらのリスクを低くすることができると考えられます（図４）。

実際に世界各地で行われた数多くの研究によって、ビタミンＤの働きが証明されつつあります。２００５年にシカゴ大学のフィアング博士らがマウスを使って行った研究では、ビタミンＤ受容体を破壊すると、レニン-アンジオテンシン系が活性化して高血圧が発症し、左心室の心筋細胞が著しく大きくなることが認められました。ビタミンＤが血圧だけでなく、心機能も調節していることがわかります。

１９９９年にカリフォルニア大学のワトソン博士らが行った研究では、ビタミンＤが不足すると、血管の石灰化を発生させるという結果が出ました。血管の石灰化は、先ほど述べた粥状硬化の特徴の一つですから、ビタミンＤ不足が動脈硬化を招くことが、ここでも証明されたと言ってよいでしょう（図５）。

心筋梗塞とビタミンＤの関連を調べた研究もあります。オークランド大学のスクラグ博士らの研究（１９９０年）では、血中ビタミンＤ濃度が43 nmol／ℓ以上の人たちは、25 nmol／ℓ未満の人たちに比べて、心筋梗塞を発症するリスクが70％少ないという結果が出ていますし、ハーバード大学のギョバヌッツィ博士らの研究（２００８年）では、血中ビ

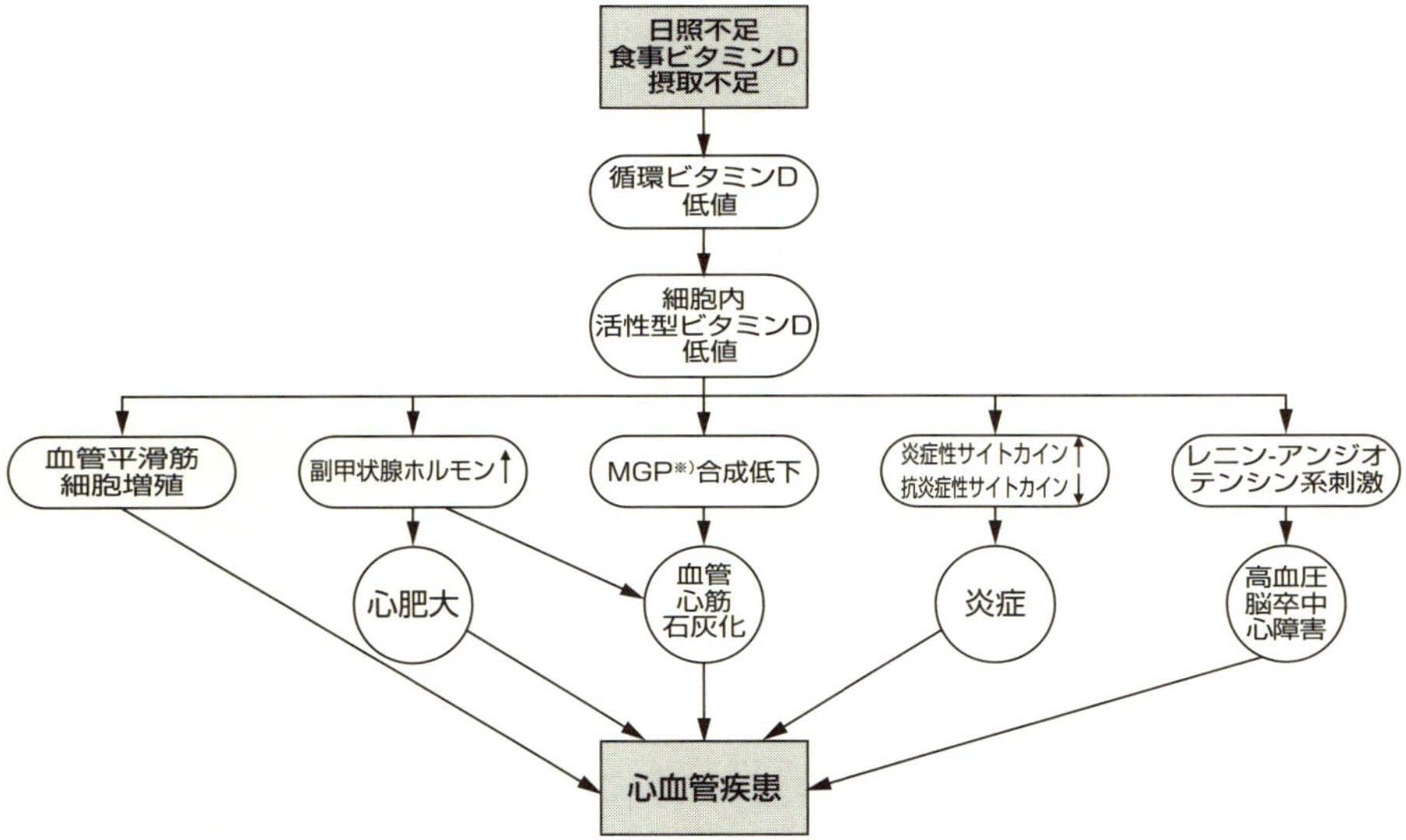

※）MGP；マトリックスグラ蛋白（コンドロサイトと血管平滑筋で合成され、血管石灰化の強力な阻害物質）

図４　ビタミンＤ不足の心血管疾患

（Wallis DE et al, 2008より一部改変）

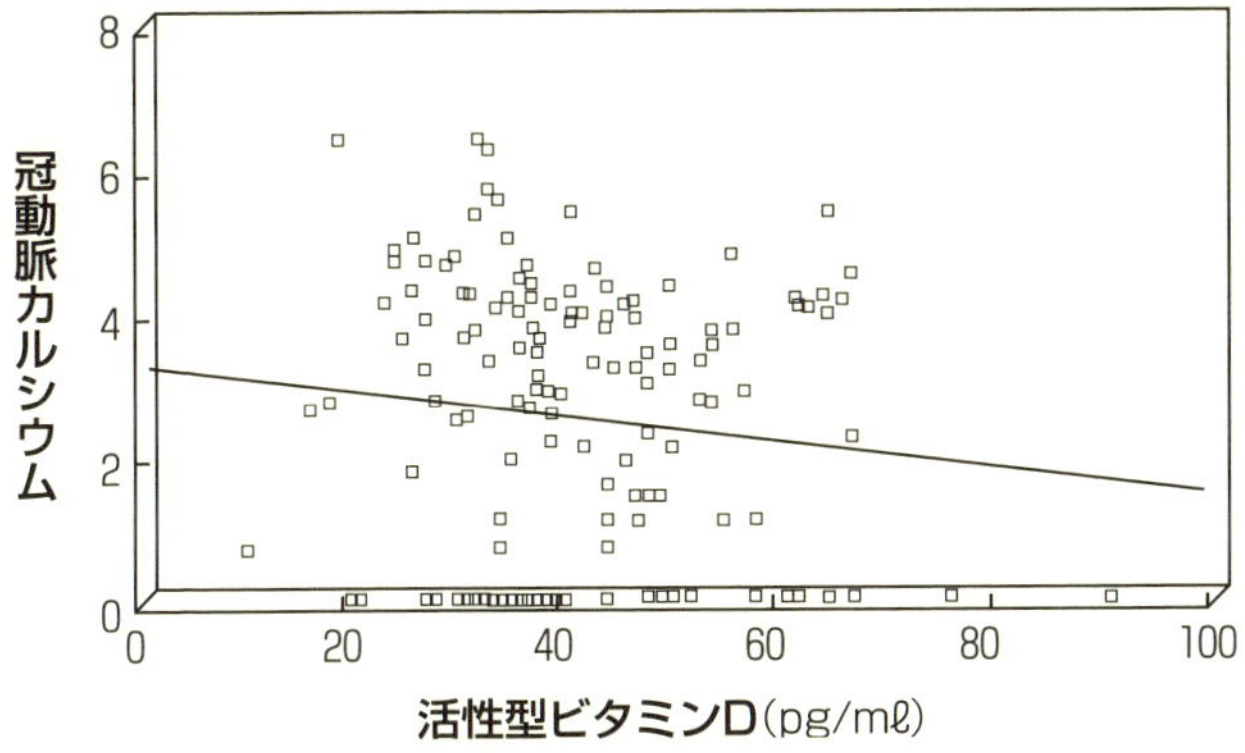

図５　冠動脈心疾患例での冠動脈石灰化と血中ビタミンD（活性型）

（Watson KE et al, 1997より改変）

タミンD濃度が15ng／mℓ以下の人たちは、30ng／mℓ以上の人たちに比べて、心筋梗塞を発症するリスクが約２・４倍という結果が出ています。

ビタミンDと脳血管病との関係についても、イギリスのアーデンブルグ病院のプーレ博士らは、ビタミンD不足は脳卒中の有力な危険因子であり、しかも脳卒中後の筋肉・骨格の健康保持のためにビタミンD補充が重要であることを示しています（２００６年）。脳卒中の急性期には血中ビタミンD不足の人が77％にも上り、１年間の追跡調査でもビタミンD低値であることが認められています。

ちなみに、１ng／mℓは約２・５nmol／ℓであり、１nmol／ℓは約２・５分の１ng／

㎖です。単位については8ページに説明がありますので、ご参照ください。

煩雑になりますので後は省略しますが、心不全、狭心症、メタボリックシンドロームなどとの関連においても、血中ビタミンD濃度が低い人ほど発症の危険性が高く、高い人ほど危険性が低いことがわかっています。

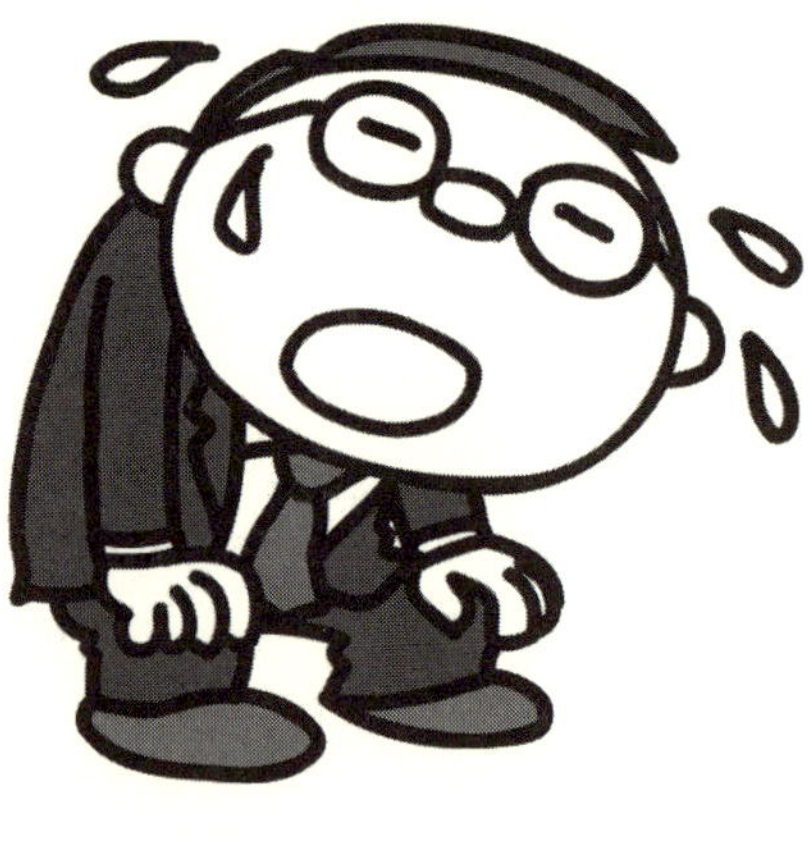

ガン

皆さんもご存知のとおり、ガンは体細胞が突然変異を起こし、異常に増殖してできる悪性の腫瘍で、日本人の死因別年間死亡者数の第1位。毎年30万人以上もの人が亡くなる怖い病気です。私たちの体内にはガンの芽が常にあり、通常は遺伝子などの働きによって成長しないように抑制されていますが、なんらかの原因によってこの芽が成長すると、ガンを発症してしまうのです。

ガンに対するビタミンDの働きに関しては1000を超える研究があり、特に大腸ガン、乳ガン、前立腺ガンなどいくつかのガンについては、ビタミンDの有効性がはっきりと示されています。たとえば、ハーバード大学のギョバヌッツィ博士らの研究（2006年）では、血中ビタミンD濃度が25 nmol／ℓ増加すると、全ガン発症率は17％低下し、全ガン死亡者数は29％低下したという結果が出ています。特に消化器系のガンではその効果が大きく、大腸（結腸・直腸）ガンは37％低下、胃ガンは42％低下、食道ガンは63％低下、膵ガンは51％低下となっています（図6）。

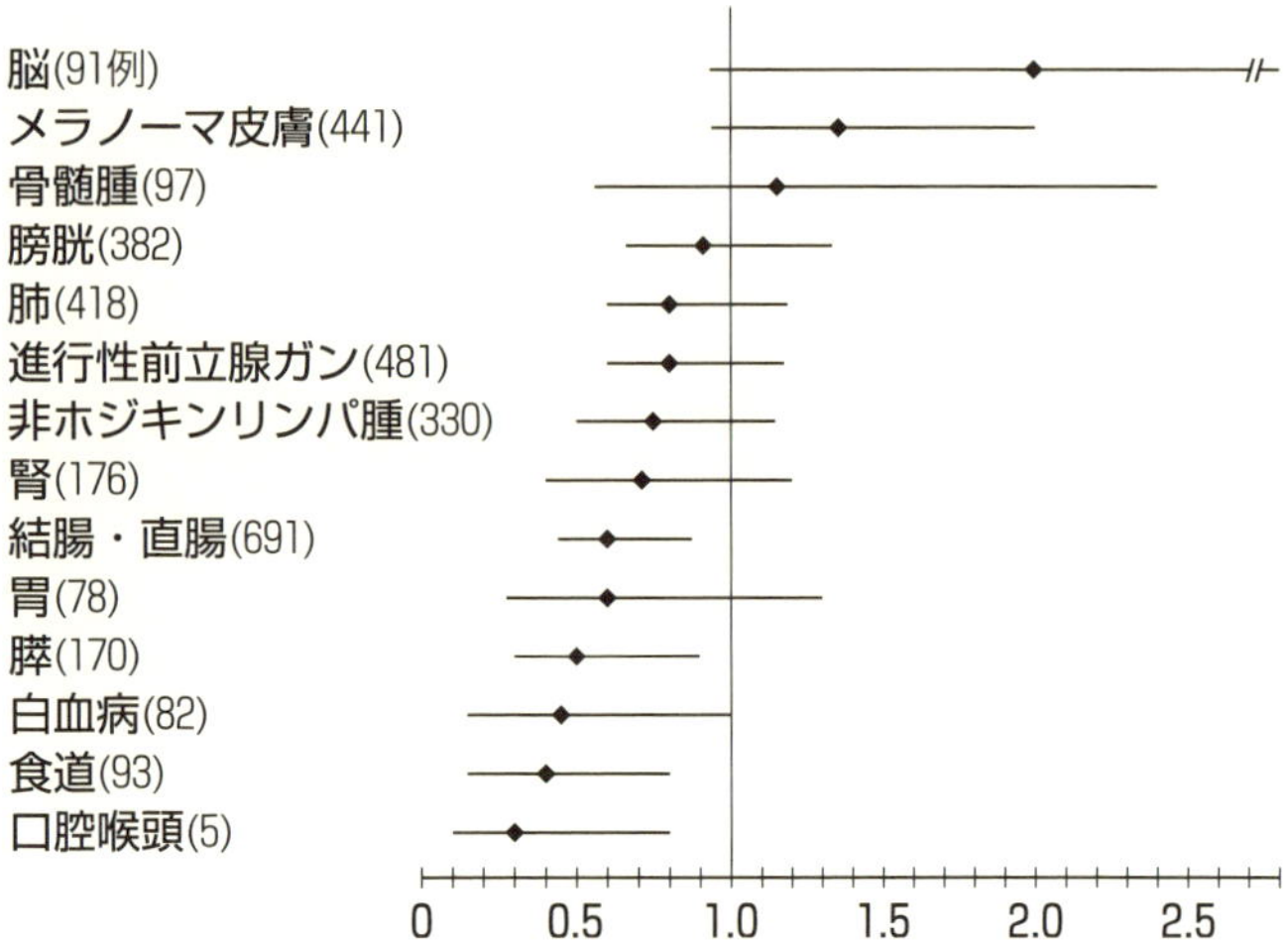

図６　血中ビタミンＤ値の25nmol/ℓ増加により生じる各種のガンの相対リスク

（Giovannllcci E et al, 2006より一部改変）

作用の仕組みは、これらの器官の上皮細胞にはビタミンＤ受容体があり、活性型ビタミンＤが活発に働くようになっているのです。その結果、以下の三つの作用が引き起こされ、ガンの増殖が抑えられると考えられています。

①腫瘍の血管新生を抑制する

ガン細胞は新たに血管を作ってどんどん栄養を取り込もうとしますが、ビタミンＤは血管の新生を抑えてガン細胞に栄養がいくのを防ぎます。

②腫瘍細胞の増殖を抑制する

細胞増殖に関与する酵素系、もしくは増殖シグナルを抑制して、腫瘍細胞増殖を抑えます。さらに腫瘍細胞にあるビタミンD受容体と結合して、ガン抑制遺伝子に働きかけます。

③ガン細胞のアポトーシス（予定された細胞死）を促進する

細胞にはそれぞれアポトーシス、いわば寿命がありますが、ガン細胞は突然変異によってその寿命がなくなっています。つまり、ずっと生き続け、増殖し続けるのですが、ビタミンDが作用することでガン細胞も寿命を迎えるようになります。

以下、各部位のガンとビタミンDの関係をみていきましょう。

◎大腸ガン

大腸ガンは、ビタミンDが最も強力に作用するガンの一つです。そのため、研究成果も数多くあります。

米国国立ガン研究所のフリードマン博士らの研究（2007年）では、12年間の追跡調査中に大腸ガンで死亡した人が1万6818人中536人いました。死亡した人を血中ビ

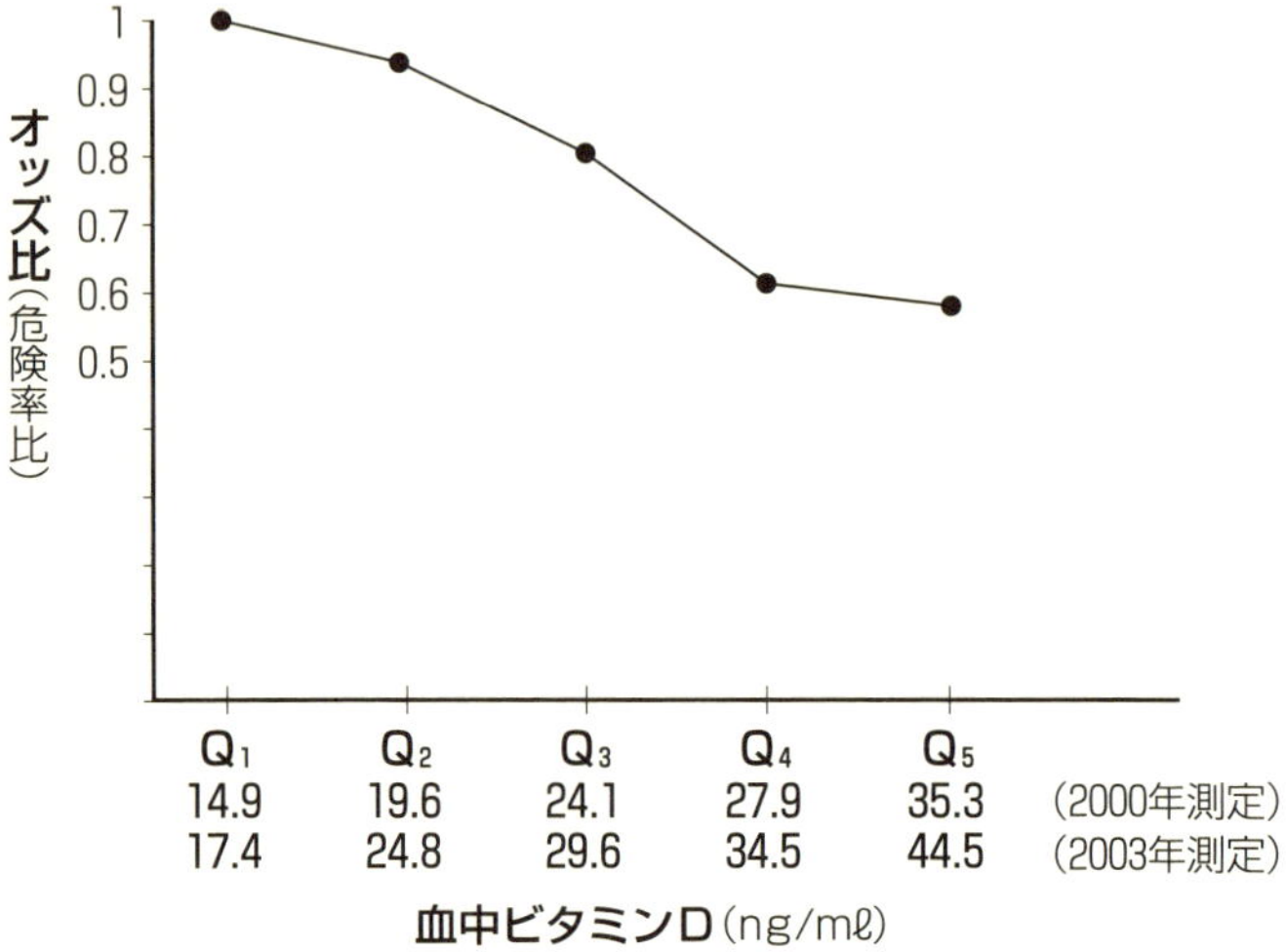

図７　血中ビタミンＤと大腸ガンリスク

（Feskanich D et al, 2004より改変）

タミンＤ濃度で三つのグループに分け、50 nmol／ℓ未満の死亡者数を１００％とすると、50～80 nmol／ℓでは44％、80 nmol／ℓ超では28％となり、血中ビタミンＤ濃度による死亡者数の差がはっきりと現れました。

また、ハーバード大学のフェスカニッヒ博士らの行った研究（２００４年）では、血中ビタミンＤ濃度が30 ng／mℓ以下の人は、それ以上の人に比べて大腸ガンの発生リスクが2倍近くになっています（図7）。しかも血中ビタミンＤ濃度と大腸ガンの発生リスクとの関係は、追跡調査の早期でも後期でも存続していることから、ビタミンＤは大腸ガン発症の全ステージにおいて作用すると考えられます。

さらに、同じハーバード大学のエンク博士らは、診断前の血中ビタミンD濃度と大腸ガンによる死亡との関係を11年間追跡調査しました（２００８年）。その結果、診断前、すなわち普段から血中ビタミンD濃度が高いと、大腸ガンを発症しても死亡するリスクが少ないことがわかりました。つまり、血中ビタミンD濃度を高く保つことが、大腸ガン発症のリスクを減らし、発症したとしても死亡するリスクを減らすと考えられるわけです。

なぜビタミンDが大腸ガンを減らすのかというと、ビタミンDには腸管からのカルシウムの吸収を促進する働きがあるからだとされています。カルシウムには発ガン物質である脂肪酸や胆汁酸と結合してその働きを抑える作用があるため、カルシウムの吸収がよくなることで発ガンを抑えられるのではないかというのです。

◎乳ガン

乳ガンは女性のガンのなかで最も患者数が多く、日本では20人に１人が発症するといわれています。米国ではなんと約８人に１人が発症するとされ、乳ガンが社会問題にまでなっているほどですが、日本でも食生活の欧米化などに伴って年々発症する人の数が増えています。発症率のピークは50歳前後で、閉経後に低下します。乳ガンの発生・増殖には女性ホルモンの一種であるエストロゲンが関わっているため、閉経後にエストロゲン濃度が下がると、乳ガンの発症率も下がるのです。

ところが近年、やはり食生活の欧米化などが原因で、低下の仕方が緩やかになったといわれています。というのも、閉経後はエストロゲンそのものの分泌は減るのですが、副腎から分泌されるアンドロゲンというホルモンが、脂肪細胞の中にある酵素によってエストロゲンに変わります。そのため、脂肪細胞がたくさんあると、乳ガンを発症しやすくなります。つまり、食生活の変化などによって肥満した人が増えていることが、乳ガン発症の増加につながっているらしいのです。

このような事情から、米国では乳ガンとビタミンDの関係を調べる研究も数多くなされています。たとえば、米国ガン研究協会第87回年次総会（2007年）で発表されたカリフォルニア大学のガーランド博士の研究では、血中ビタミンD濃度が42ng／mℓ超の人は、乳ガンの発症率が11ng／mℓ以下の人の約半分（図8）と、血中ビタミンD濃度が高い人ほど乳ガンになりにくいという結果が出ています。

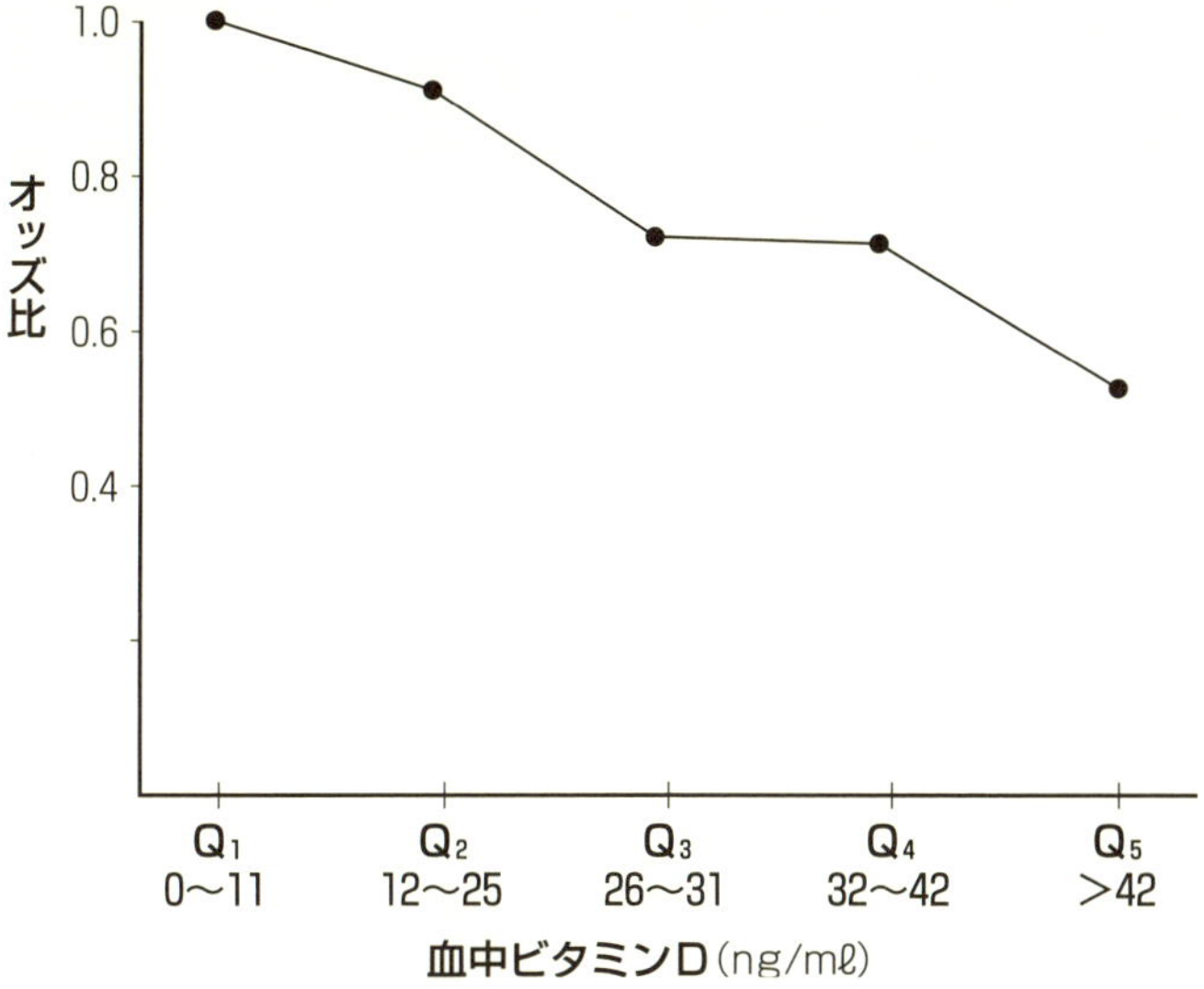

図8　血中ビタミンDと乳ガンリスク

(Garland GF et al, 2009)

ハーバード大学のリン博士らはビタミンDとカルシウムの摂取が乳ガン発症のリスクに及ぼす影響を、閉経前の女性（6万578人）と閉経後の女性（2万909人）で比較研究しています（2007年）。それによれば、ビタミンDとカルシウムをより多く摂った場合、閉経後の女性では乳ガンになるリスクは低下しませんでしたが、閉経前の女性では低下しました。さらに進行性の乳ガンに対しては、より大きな予防効果のある可能性が認められました。

日本では愛知がんセンターの川

瀬孝和博士らが、乳ガン患者1803人と年齢・閉経状態を適合させた対照者3606人について、ビタミンD・カルシウムの摂取量と乳ガン発症リスクとの関係を調べています（2009年）。それによれば、ビタミンD・カルシウムを共に摂った場合、多く摂った人ほど発症リスクが低くなっています。ただし、ビタミンDのみの場合は閉経前の人だけが、カルシウムのみの場合は閉経後の人だけが、発症リスクが低いという結果が出ています。

閉経後の人に対するビタミンDの効果は、これらの研究からははっきりしませんが、ビタミンDとカルシウムを共に摂ることが乳ガン予防につながる、と言うことはできそうです。

◎前立腺ガン

前立腺ガンは男性だけにある前立腺に発生するガンで、65歳以上になると増加する傾向があります。加齢によって多くなるガンの代表格で、70歳以上の人では2～3割、80歳以上の人では3～4割に発症するとされています。ただし、そのすべてが寿命に影響を及ぼすわけではなく、高齢者に発症する前立腺ガンの25～50％程度は命に別状を来さないと考えられています。とはいえ、自覚症状がなく、リンパ節と骨に転移しやすいという特徴があるため、進行性の場合にはほかの器官に転移してから発見されることも多々あり、注意が必要です。

前立腺ガンでも、血中ビタミンD濃度が高い人ほど発症リスクが低い、という研究結果があります。フィンランドのタンペール大学のアホーネン博士らは約1万9０００人の中年男性を13年間追跡調査し、１４９人で前立腺ガンが発見されましたが、血中ビタミンD濃度が30 nmol／ℓ以下の人は、55 nmol／ℓ以上の人に比べて、前立腺ガンの発症リスクが70％多いという結果が出ました（２０００年、図9）。また、血中ビタミンD濃度が低い人ほど広範囲に発症する〝非局所性〟の前立腺ガンが多く、喫煙の有無によってリスクに差はないことなども判明しました。

さらに、前立腺にはビタミンD受容体がありますが、活性型ビタミンDは正常な細胞にあるビタミンD受容体だけでなく、悪性と化した細胞にあるビタミンD受容体とも結合します。そのため細胞のガン化を防ぐだけでなく、ガン細胞の発育を遅らせる働きもあることが動物実験などによってわかってきました。

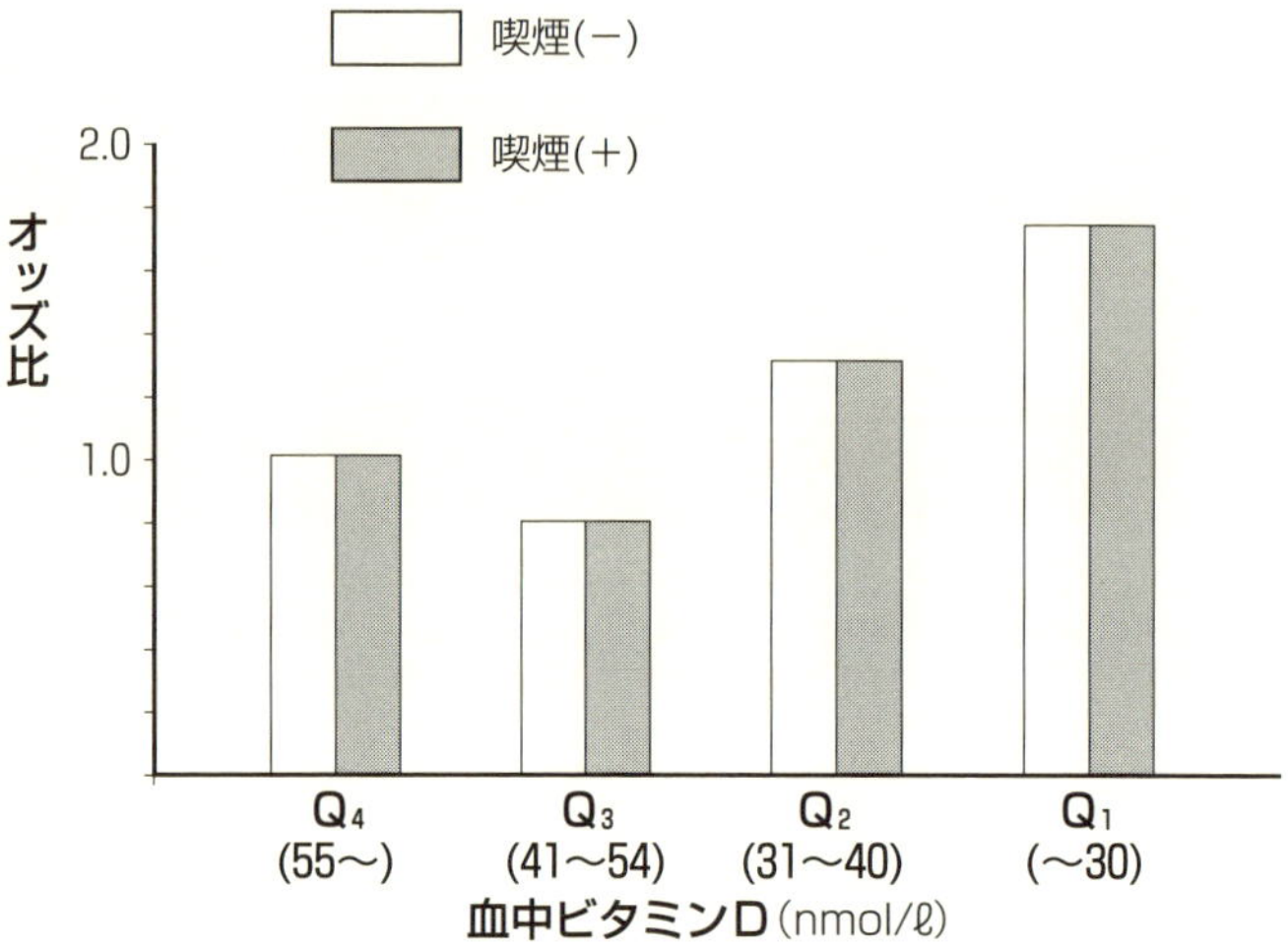

図9　血中ビタミンDと前立腺ガンリスク

（Ahonen MH et al, 2000より改変）

◎肺ガン

肺ガンは40歳代後半から増加し始め、年齢が高くなるほど増える傾向にあります。患者は男性が女性の3〜4倍で、ガンで亡くなった人を部位別にみると、肺ガンは男性では1位、女性では2位です。また、罹患率と死亡率にあまり差がないのが特徴で、これは肺ガンになると生存率が低いことを意味します。どんなガンでもそうですが、肺ガンは特に日々の生活のなかで予防することがとても重要なのです。

肺ガンは小細胞ガンと非小細胞ガンに大別されます。小細胞ガンは増殖が

表３　血中ビタミンＤ値と死亡、再発死亡（447例）

（Zhou W et al, 2007 より改変）

	血中ビタミンＤ ng/mℓ	<10.2	10.2〜15.7	15.8〜21.5	≧21.6
死亡	総　数	1	1.07	0.80	0.74
	ステージ ⅠA	1	1.02	1.33	1.10
	ステージ ⅠB-ⅡB	1	1.01	0.51	0.45
再発死亡	総　数	1	1.21	0.90	0.92
	ステージ ⅠA	1	1.43	1.43	1.25
	ステージ ⅠB-ⅡB	1	0.72	0.72	0.75

速く転移しやすい、悪性度の高いガンで、これが肺ガン全体の15〜20％を占めています。非小細胞ガンは、さらに腺ガン、扁平上皮ガン、大細胞ガンに分類されます。日本人に最も多いのは腺ガンで、これが男性では約40％、女性では70％以上を占めています。

早期の非小細胞ガン患者と血中ビタミンＤ濃度との関係を、ハーバード大学のゾウ博士らが調べています（２００７年）。４４７人の肺ガン患者を６年間追跡したところ、２３４人が死亡、１６１人が再発、無再発生存者は52人でしたが、血中ビタミンＤ濃度の高い人ほど生存率が高く、無再発生存率も高いという結果が出ています（表３）。

もう少し詳しくいうと、血中ビタミンＤ濃度が21・6ng／mℓ以上の人は、10・２ng／mℓ未満の人に比べて、死亡するリスクが74％と、26％も低くなっていました。特にステージⅠB～ⅡBの進行期の人では死亡リスクが45％と、約半分にまで低下しました。さらに再発のリスクに関しても、ステージⅠB～ⅡBの進行期の人では血中ビタミンD濃度による差が大きく、21・6ng／㎖以上の人は、10・2ng／㎖未満の人を100％とした場合、再発するリスクが75％に下がっていました。非小細胞肺ガンでは、ビタミンDは進行期の人に対して強く作用するようです。

◎膵ガン

ここまでみてきたように、ビタミンDにはさまざまなガンに対して予防、もしくは抑制する作用があるという研究結果が出ていますが、評価の定まらないガンもあります。膵ガンがそれで、ビタミンDの摂取量が多いと膵ガン発症のリスクが低減するという研究結果がある一方で、血中ビタミンD濃度が高いと膵ガンのリスクが増加するという研究結果もあるのです。

したがって膵ガンについては、血中ビタミンD濃度を過剰に上げることには、現状では注意を要します。

太陽光は皮膚以外のガンを減らす

ところで、ビタミンＤがガンの予防や抑制に効果的であるとすれば、太陽光に当たることは、私たちの体にとってどうなのでしょうか？　太陽光に当たると皮膚でビタミンＤが作られるという事実がある一方で、日焼けするとメラノーマなどの皮膚ガンになるリスクが高まるともいわれています。いったい、太陽光には当たった方がよいのでしょうか？　それとも、太陽光には当たらない方がよいのでしょうか？

実は、アメリカでは太陽光の照射量（太陽光の当たる量）が少ない地域では、大腸ガン、乳ガン、前立腺ガンなどのガンが多いことが臨床上わかっていました。そこで、どのようなガンがどの程度、太陽光の照射量と関係しているのかを見極めるために調査が行われました（２００２年、バージニア・ニューポートニュース、グラント博士）。１９７０年から１９９４年にかけて、アメリカの５０６地域における中波長紫外線（ＵＶＢ）の照射量とガン死亡率とを比較したのです。

その結果、ＵＶＢ照射量とガンの死亡率には明らかな逆相関のあることがわかりました。

白人では大腸ガン・乳ガン・前立腺ガン・卵巣ガン・非ホジキンリンパ腫で、太陽光の照射量が多い地域ほど、死亡するリスクが低いという結果が出たのです。さらに、太陽光の照射量が多い地域ほど、肺・食道・胃・直腸・膵臓・腎臓・膀胱《ぼうこう》・子宮にガンを発症するリスクが低いという結果も出ました。黒人の場合は多少異なり、男性では大腸・直腸・膀胱・肺で、女性では膵臓・肺・乳房で、UVB照射量が多い地域ほどガン発症のリスクが低いという結果になっています。また、UVB照射量が少ないことによる年間死亡者数は、白人が2万1700人、黒人が1400人、アジア系・その他が500人でした。

これまでは皮膚ガンを発症する危険性があるという理由から、太陽光に過剰に当たることへの警告が大々的に発せられてきました。しかしこの結果をみると、太陽光の不足によってガンを発症する危険性の方が、大きいと言わざるを得ないようです。当たりすぎはよくないとしても、ガンの発症や死亡のリスクを減らすには適度に太陽に当たることが必要でしょう。

ビタミンD受容体とガン

大腸や乳房、前立腺などの上皮細胞にはビタミンD受容体があり、これに活性型ビタミンDが取り込まれることによって、抗ガン作用が発揮されると考えられます。ところが、このビタミンD受容体の型を決める遺伝子のうち、最も重要な遺伝子であるBsm 1には三つの異型（BB、Bb、bb）があり、どの異型であるかによって、その人のガン発症リスクが異なってくるのです。

米国人の35％はbbですが、bb遺伝子を持つ男性はBB遺伝子を持つ男性に比べて、大腸ガンの発症リスクが約2倍という報告があります。女性では乳ガンのリスクが同様に2倍、乳ガン転移では4倍も高くなっています。bb遺伝子は、大腸ガン、乳ガン、前立腺ガンの実に4割と関連があるという研究もあります。

これまで述べてきたように、数多くの実験的・疫学的研究によって、ビタミンDを適切に摂ることがガンのリスク低減につながることがわかってきました。しかし残念なことに、公衆衛生や医学では、まだガン予防のためにビタミンDを利用することはなされていません。日本でもできるだけ早くビタミンD欠乏の人を見つけ出し、ビタミンDを補充するなどして、ガン予防に取り組むことが重要ではないでしょうか。

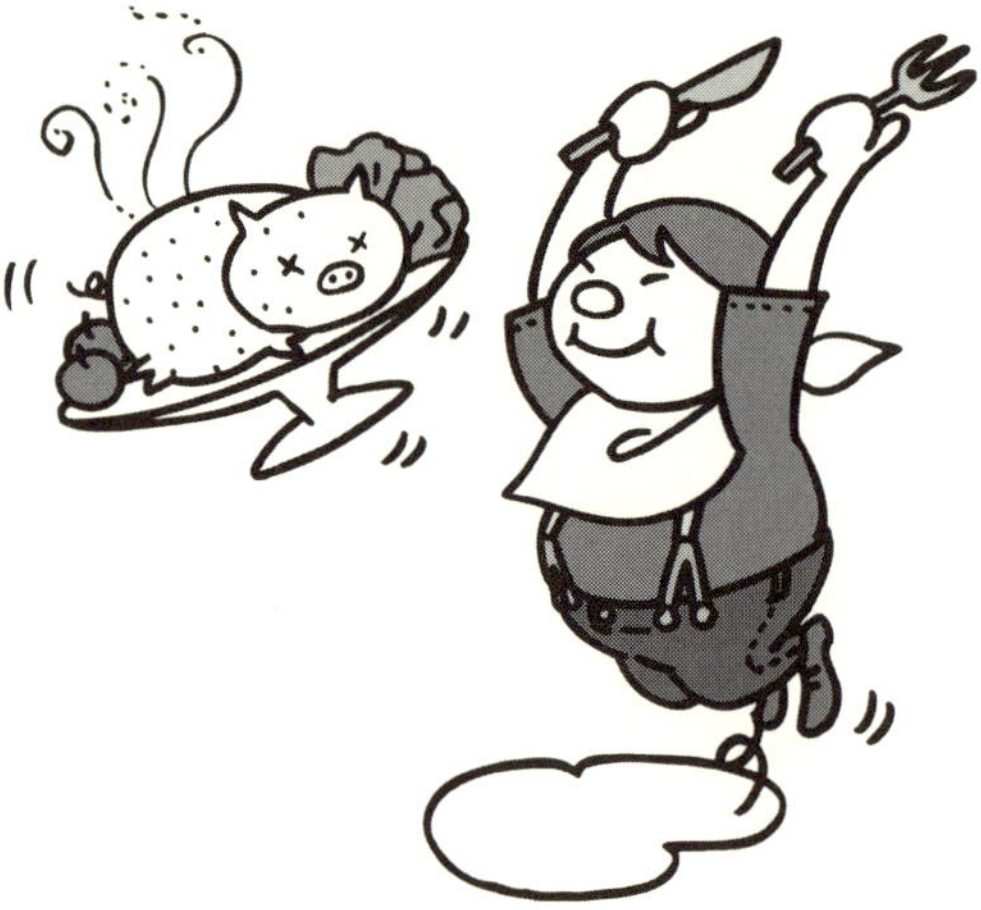

メタボリック症候群、肥満

メタボリック症候群とは、個々の数値は病気の範囲にまで至っていないものの、肥満・高血圧・脂質異常（高脂血）・高血糖と、動脈硬化の危険因子が重複している状態をいいます。国を挙げての検診が実施されているのは、この状態に気づかずに放置すると、動脈硬化から脳・心血管病を発症してしまう危険性が非常に高いからです。

メタボリック症候群の診断基準は、国や機関によって多少違いがありますが、日本では**腹囲**（ウエスト）が男性で85㎝以上、女性で90㎝以上であり、なおかつ次の①〜③のうち2項目以上に該当するというものです。

①脂質 中性脂肪（トリグリセライド）150㎎／dℓ以上、またはHDL（善玉）コレステロール40㎎／dℓ未満

②血圧 収縮期（最高）血圧130㎜Hg以上、または拡張期（最低）血圧85㎜Hg以上

③血糖 空腹時血糖110㎎／dℓ以上

最初に腹囲を測るのは、これが内臓脂肪の量に比例すると考えられているからです。ただし、この基準では小柄な人を見逃してしまうため、実際の診断にあたっては、肥満の指標であるＢＭＩ（体格指数）を同時にみます。ＢＭＩは体重（kg）÷身長（m）÷身長（m）で、25以上が肥満、25未満18・5以上が適正、18・5未満がやせです。

メタボリック症候群に該当する人がどのくらいいるかというと、40歳から74歳までの男性では27％、予備群は24・5％。女性では該当者が11・9％、予備群が8・1％となっています（厚生労働省「平成20年 国民健康・栄養調査」）。つまり、40歳以上の人では、予備群も合わせると男性の2人に1人、女性の5人に1人がメタボリック症候群だといっても過言ではないのです。

また、ＢＭＩ25以上の肥満者は、男性で28・6％、女性で20・6％。なかでも特に多いのが中年男性で、40代男性では35・9％、50代男性では32・4％もの人が肥満なのです（同調査）。

メタボリック症候群の範囲を超えて、高血圧や糖尿病、脂質異常（高脂血）症を発症してしまうと、長期にわたる治療が必要になります。いずれも一朝一夕には治らない病気だからです。そのような事態を避けるためにも、動脈硬化、さらには脳・心血管病にならないためにも、まずはメタボリック症候群の予防を心がけたいものですが、運動やカロリー制限以外にも、ビタミンＤに効果があるらしいことが近年わかってきました。

ハーバード大学のフォード博士らは１９８８～１９９４年にかけて行われた米国の第３次国民栄養健康調査において、20歳以上の８４２１人を対象に、ビタミンＤとメタボリック症候群の関係を調べています（２００５年）。このとき、メタボリック症候群に該当した人は21・９％で、該当者の血中ビタミンＤ濃度は平均67・１nmol／ℓでした。それに対して、非該当者の血中ビタミンＤ濃度は平均75・９nmol／ℓと、明らかに高かったのです。さらに、血中ビタミンＤ濃度が高い人ほど、血圧を除いて腹囲・中性脂肪・血糖が低く、メタボリック症候群になるリスクも低いことがわかりました。

米国タフト大学のマルテニー博士とウッド博士の研究でも、同様の結果が出ています（２００６年）。この研究では、血中ビタミンＤ濃度が48・４nmol／ℓ以下の人がメタボリック症候群になるリスクを１００％とすると、96・４nmol／ℓ以上の人は45％。なんと半分以下の数値でした（図10）。

ビタミンＤとカルシウムの食事からの摂取量と、メタボリック症候群の関係を調べた研究もあります（２００５年、ハーバード大学リウ博士ら）。これによれば、ビタミンＤで

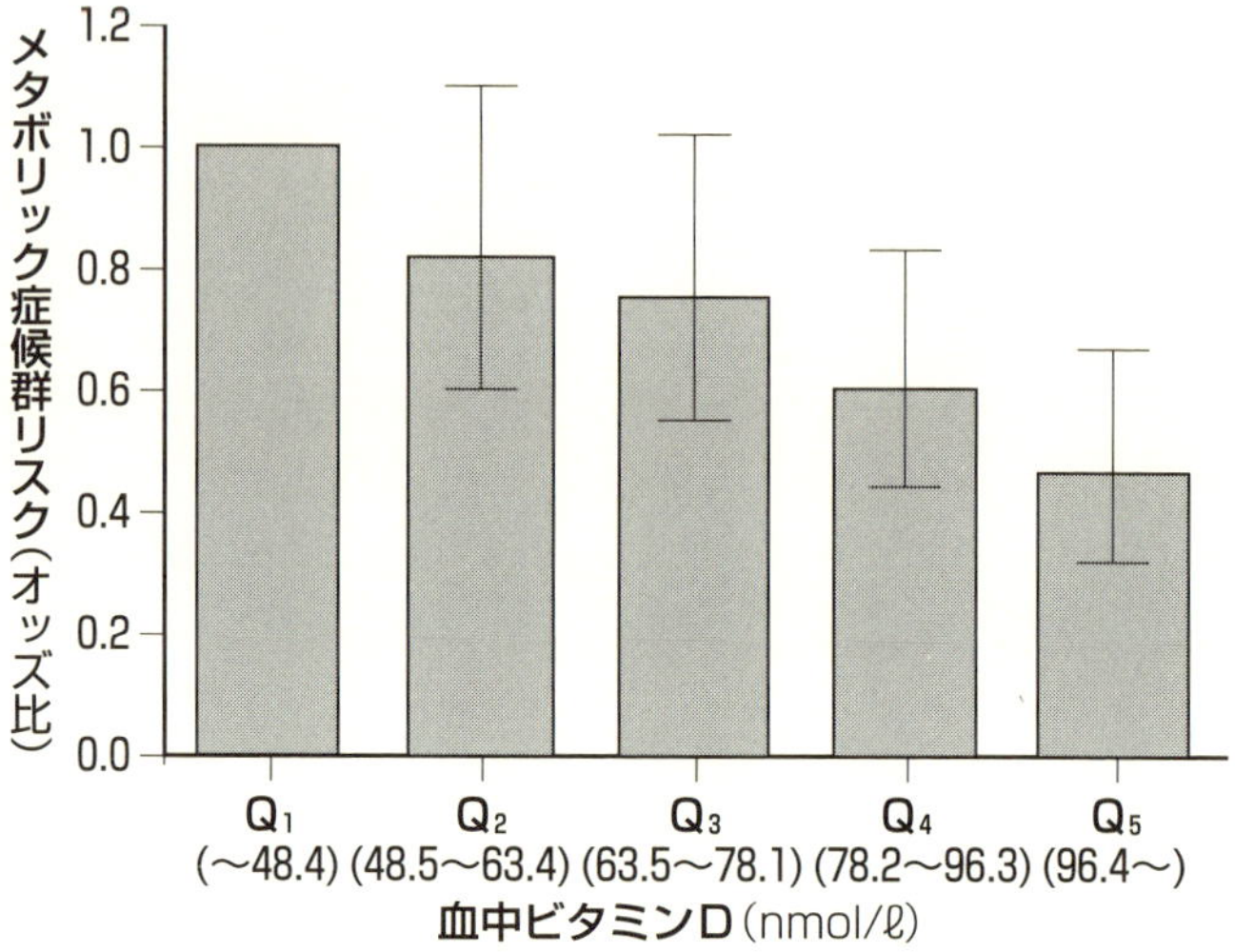

図10　血中ビタミンD濃度とメタボリック症候群リスク

（Martini LA & Wood RJ, 2006より一部改変）

は、1日に平均111IU食事から摂った人たちがメタボリック症候群になるリスクを100%とすると、平均377IUの人たちは84%という結果が出ました。カルシウムでは、1日に平均486mg摂った人たちのリスクを100%とすると、平均1168mgの人たちのリスクは64%。いずれも摂取量が多いほどリスクは低くなっています。

　ビタミンDと肥満の関係についての研究もあります。南イリノイ大学のワルツマン博士らの研究（2000年）では、白人肥満者（BMI30以上）と対照者（BMI25以下）各

19人に、24時間全身ＵＶ（紫外線）照射、または経口的ビタミンＤ投与を行い、両者の血中ビタミンＤ濃度に差があるかどうかをみました。

するると、24時間全身ＵＶ照射では、もともと皮膚の中にあるビタミンＤ前駆体（ビタミンＤになる前の段階の物質）の量に差はなかったにもかかわらず、照射後の血中ビタミンＤ濃度の増加度は、肥満者の方が57％低いという結果だったのです（図11）。つまり、皮膚の状態が同じで、しかも同じ量の太陽光を浴びても、肥満した人はそうでない人に比べて、体内のビタミンＤ濃度が上がらないのです。経口投与でも、肥満した人はそうでない人に比べて、投与後の血中ビタミンＤ濃度が低いという結果になりました（図12）。

また、ＵＶ照射とビタミンＤ服用の双方ともに、その後の血中ビタミンＤ濃度とＢＭＩとは逆相関していました。すなわち、ＢＭＩの大きい肥満した人ほど、ビタミンＤ濃度が上がりにくかったのです。この原因についてワルツマン博士らは、ビタミンＤには脂肪成分に蓄積する性質があるためだろうとしています。せっかくたくさんビタミンＤを摂っても、太っている人はそれをきちんと利用することができないので、ビタミンＤが体内でさまざまな機能を果たすには、まず肥満を解消する必要があるわけです。

ただし最近、イスラエルのベン・グリオン大学のシャハール博士らは、牛乳によるカル

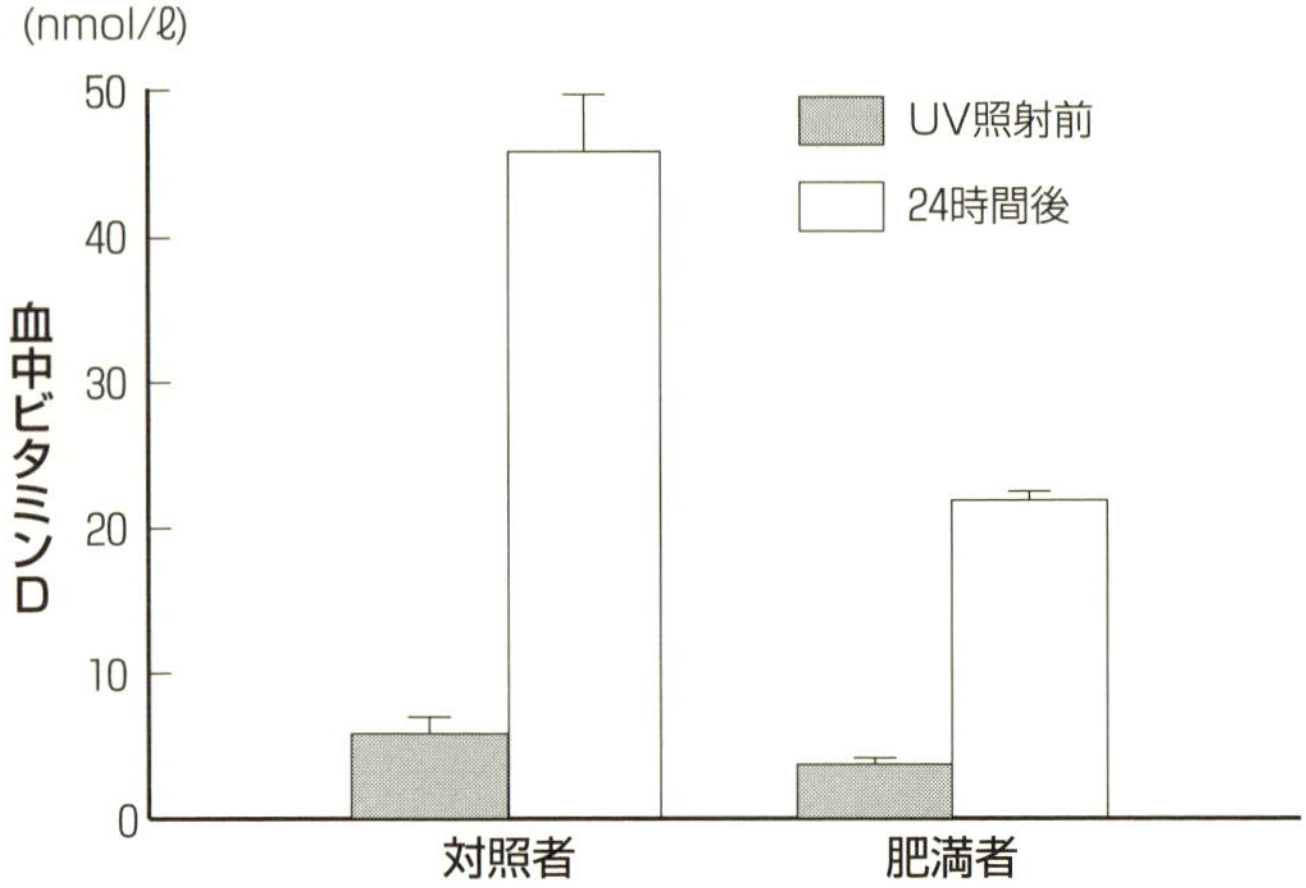

図11　UV 照射による平均血中ビタミンD濃度

（Wartsman J et al, 2000 より一部改変）

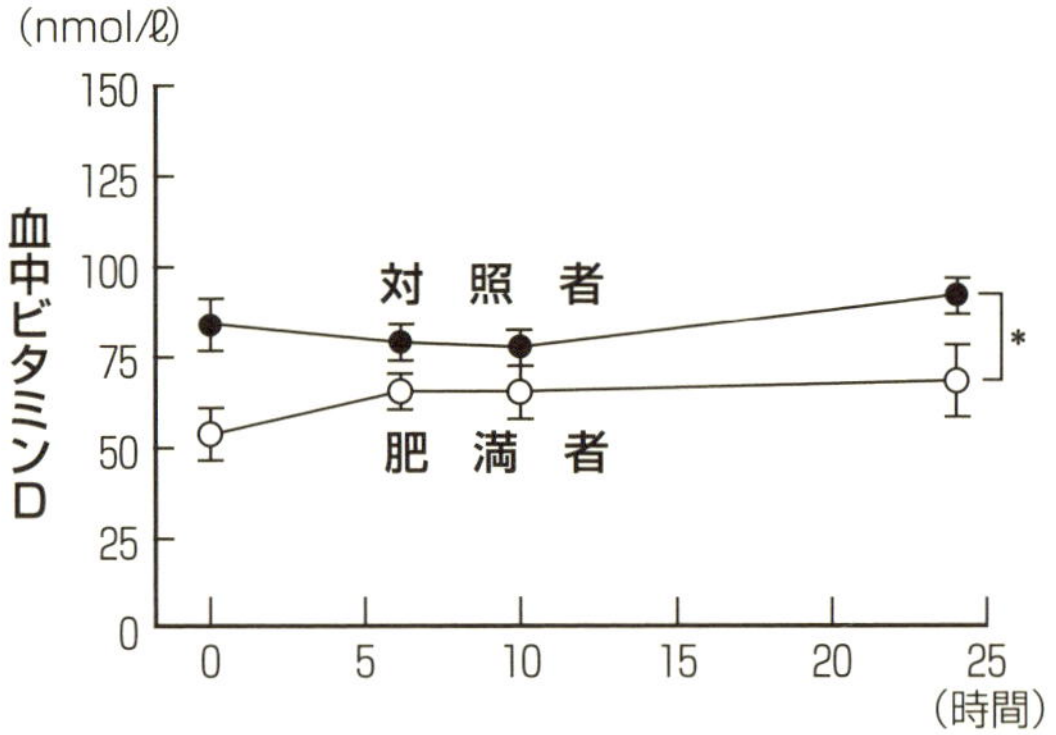

図12　ビタミンD経口投与による平均血中ビタミンD濃度

（Wartsman J et al, 2000）

シウム摂取と血中ビタミンＤ濃度が多いと、肥満者の体重を著しく減少させるとしており（２０１０年）、ビタミンＤ補充が肥満解消につながることも期待されています。

要するにビタミンＤは、日頃から十分な量を摂ることがメタボリック症候群の予防には重要であり、メタボリック症候群になってしまった場合には、そうでない人よりもたくさん摂らなければならないということになります。

慢性腎臓病（CKD）

慢性腎臓病（ＣＫＤ）は腎炎、糖尿病性腎症、慢性糸球体腎炎、腎硬化症などが原因で、慢性的に腎障害が続いたり、腎機能がしだいに低下したりする状態をさします。元の病気がなんであるかにかかわらず、腎障害や腎機能の低下が続く場合にはＣＫＤと診断します。いずれの場合も放置すると末期腎不全に移行し、体内の老廃物を排出できなくなって人工透析や腎移植が必要になります。

現在、末期腎不全の患者数は世界的に増え続けていますが、日本でも毎年1万人近く増えており、人工透析が必要な人は２００９年現在で約29万人となっています。末期腎不全予備群ともいうべきＣＫＤの患者数は約１３３０万人。実に日本の成人の８人に１人という多さです。初期には自覚症状がないため、気づいたときにはすでにかなり進行した状態であることが多く、しかも腎臓はいったん悪くなると自然に治らないことなどが、ＣＫＤや末期腎不全の患者数を増やしている要因の一つです。

ＣＫＤはまた、メタボリック症候群があるとなりやすく、ＣＫＤがあると脳梗塞や心筋

表４　ＣＫＤのステージ分類

病期ステージ		重症度 (eGFR) (mℓ/分/1.73m²) 100 90 80 60 40 20
1	正常	60
2	軽度低下	30
3	中等度低下	15
4	高度低下	
5	腎不全	

梗塞をはじめとする脳・心血管病の発症率が高くなり、重症化し、それが原因での死亡も多くなることがわかってきました。つまり、メタボリック症候群とＣＫＤは互いに影響し合って症状を悪化させ、脳・心血管病の発症と重篤化を進めてしまうのです。なお、ＣＫＤの重症化の度合いは、腎臓の老廃物を尿に排出する能力（推算糸球体濾《ろ》過《か》量／ｅＧＦＲ）によって５段階に分けられています（表４）。

　ビタミンＤがメタボリック症候群の予防に働くことは前項でみたとおりですが、ＣＫＤに対してもビタミンＤは同様の働きをすることが、近年の研究でわかってきました。

　そもそもＣＫＤでは早期のステージから血中ビタミンＤ濃度が低く、ビタミンＤ欠乏は腎機能が低下するに従って進行していきます。これは、腎機能の低下に伴って腎臓で働く酵素の活性が落ち、ビタミンDを活性型ビタミンDに代謝することができなくなるためです。この酵素の活性低下には、高血圧、高血糖、高尿酸、代謝性アシドーシス（酸性物質が排泄されないことによって、血液が酸性に傾いてしまうこと）なども関わっています。つまり、高血圧や高血糖などメタボリック症候群の症状があると、腎機能の低下に伴って低くなっている酵素の活性がさらに低くなって、ビタミンD欠乏がますます深刻になるのです。

　そしてビタミンDが欠乏すると、高血圧や高血糖、脂質異常などが亢進し、さらに酵素の活性が落ち、ビタミンDが欠乏し、高血圧などがさらに亢進し、というように悪循環に陥って脳・心血管病を発症し、重症化してしまうのです。

　腎機能の低下に伴って障害されるのは、ビタミンDの代謝だけではありません。カルシウムやリン、糖などの代謝も障害されていきます。カルシウムとリンの代謝が障害されると、骨を作る機能が低下して骨粗《こつそ》鬆症《しょうしょう》などの危険性が増すだけでなく、副甲状腺ホルモンの分泌量が増え、それによって血管の石灰化を招きます。血管の石灰化とは、すなわち血管が硬くなることですから、これによっても脳・心血管病のリスクが高まるわけです。

　糖の代謝が障害されると高血糖状態になりますが、高血糖状態が長く続くとインスリン感受性が低下してしまいます。どういうことかというと、血液中の糖は、膵臓から分泌されるインスリンの働きによって細胞内に取り込まれます。そして、細胞内で代謝されてエネルギーに代わります。ところが、血液中に糖が常にたくさんあると、膵臓が糖の刺激を刺激と感じなくなり、ちょっとやそっとの糖ではインスリンを分泌しなくなってしまうのです。これを「インスリン感受性の低下」または「インスリン抵抗性の亢進」と呼びます。

糖があってもそれを細胞に取り込むことができないため、血糖がますます上がり、最終的には糖尿病を発症します。高血糖からはさらに、高血圧、脂質異常、血管内皮の機能障害、活性酸素の増加などが引き起こされますが、これらはすべて脳・心血管病の発症要因です。

このように腎機能とビタミンDとが密接な関係にあることから、ビタミンD投与のCKDへの効果を調べる研究も数多くなされています。まず死亡率との関係ですが、バージニア大学のコベスディ博士らは、ステージ3～5のCKD患者520人を対象に活性型ビタミンD製剤を投与し、死亡および人工透析開始との関係を調べています（2008年）。その結果、ビタミンD投与群は非投与群に比べて死亡率が約15％低下しています（図13）。さらに、死亡と透析開始を合わせた率では54％低下と半減。また、血管の石灰化などを引

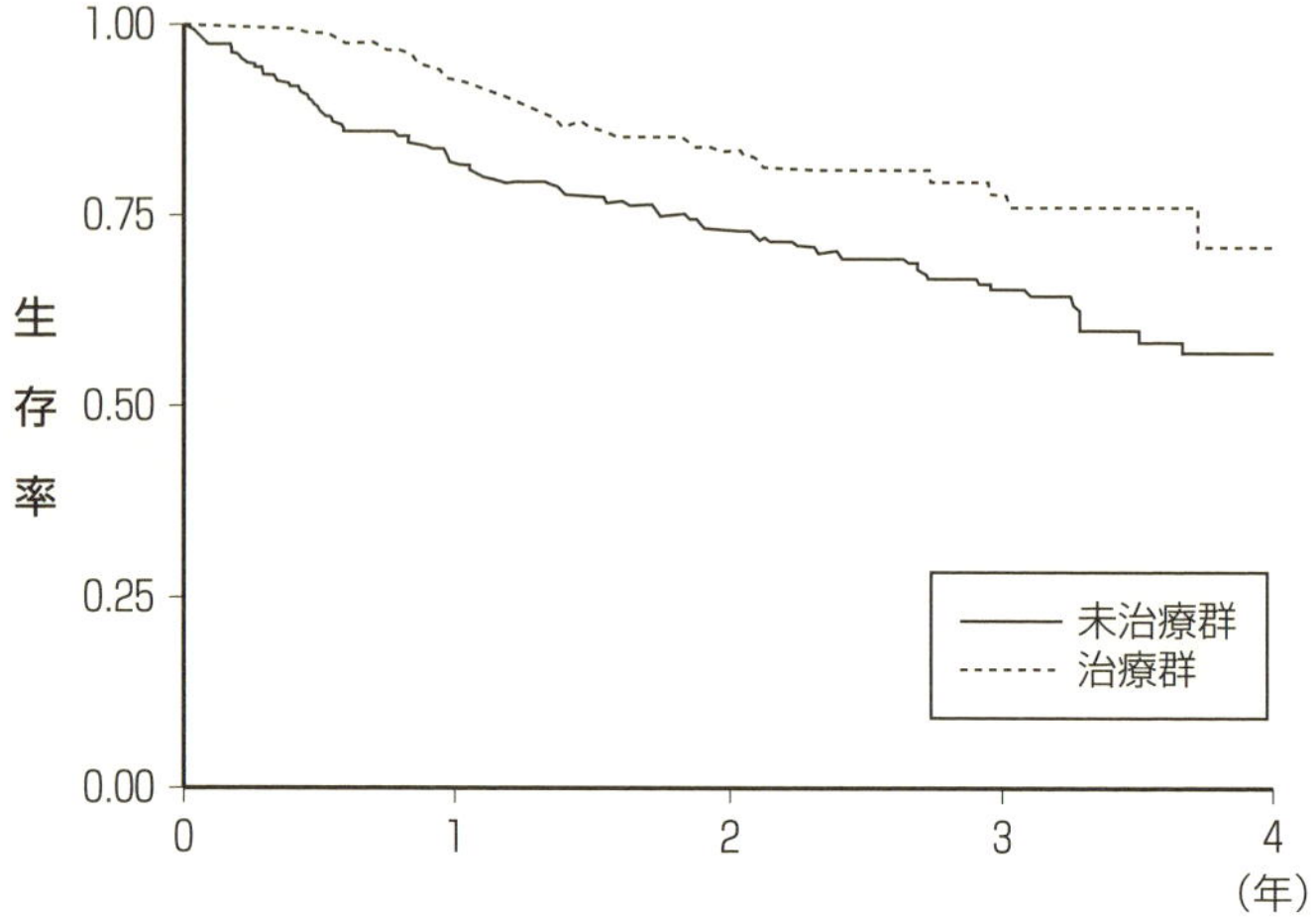

図13　活性型ビタミンＤ製剤治療群と未治療群での全死亡率

（Kovesdy CP et al, 2008）

き起こす副甲状腺ホルモンの血中濃度は、ビタミンＤ投与群で33％低下しました。

日本透析学会が７万７４８６人の透析患者を対象にした研究では、活性型ビタミンＤ投与群では非投与群に比べて総死亡リスクが24％低くなりました（１９８８年）、マサチューセッツ・ゼネラルホスピタルのテング博士らの５万１０３７人の透析患者を対象にした研究では、２年間の総死亡リスクが20％低くなっています（２００５年）。大阪市立大学の庄司博士らの人工透析中の末期腎不全患者２４２人を対象にした研究ではさらに効果が大きく、投

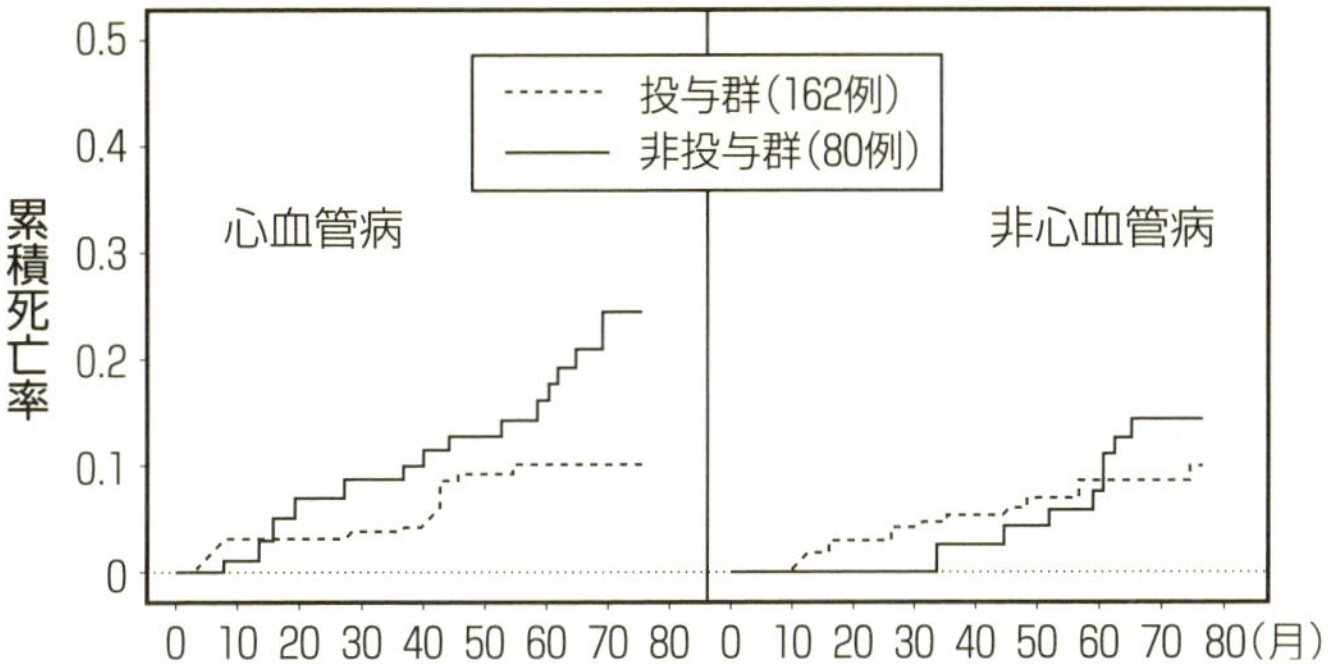

図14　経口ビタミンＤ投与治療と心血管病・非心血管病のリスクとの関係

（Shoji T et al, 2004）

与群では心血管病の死亡率が72%も低下しました（２００４年、図14）。ただし、この研究では心血管病以外の病気による死亡率は、投与群と対照群で差がなかったそうです。

ＣＫＤの主な症状の一つにタンパク（アルブミン）尿がありますが、ビタミンＤのタンパク尿への効果をみた研究もあります（２００５年、インディアナ大学アガルウォル博士ら）。ステージ３～４のＣＫＤ患者のうち高ＰＴＨ（副甲状腺ホルモン）血症を伴う患者２２０人を二つに分け、一方にはビタミンＤ受容体活性物質を、もう一方にはプラセボ（偽薬）を投与し、24週間追跡調査しました。その結果、タンパク尿が低減した人は治療群で51%、プラセボ群で25%。人数にすると、治療群が３倍以上という結果になりました。さらに、タンパク尿と副甲状腺ホルモンが共に30％以上低下した人は、なんと治療群で53％、プラセボ群では0％でした。CKD患者のうち高血圧症を伴う人を対象にした研究でも、やはりビタミンDがタンパク尿を低減するという結果が出ています（2010年、国際共同試験）。

CKDによくみられる症状には貧血もあります。マイアミ大学のパテル博士らが行った研究（2010年）では、早期CKD患者1661人のうち41％にあたる681人に貧血がありましたが、血中ビタミンD濃度、活性型ビタミンD濃度ともに、血色素と正の相関を示していました。つまり、ビタミンDが多い人ほど血色素が多い、すなわち貧血ではなかったのです。

数値をみると貧血の発症リスクは、血中ビタミンD濃度が10ng／mℓ未満の人は30ng／mℓより多い人の2・8倍、活性ビタミンD濃度が30pg／mℓ未満の人は45pg／mℓより多い人の2倍でした。また、両ビタミンともに欠乏すると、正常の場合に比べて貧血の発症リスクは5・4倍に跳ね上がりました。このことから、ビタミンDには赤血球造血刺激作用があり、貧血予防に効果のある可能性が高いと考えられます。

このように、ビタミンＤにはＣＫＤとそれに伴うさまざまな症状を改善する作用があると考えられます。したがって、体内のビタミンＤ値を適切に保つことが、ＣＫＤ自体や諸症状の改善に、ひいては脳・心血管病の発症と重症化を防ぐためにも重要です。ただし、高カルシウム血症や高リン血症がある場合は、ビタミンＤを大量に投与すると腎機能の悪化を招くため、血中カルシウム濃度やリン濃度を適正にしてから投与するなどの注意が必要です。

糖尿病

糖尿病はそれだけではほとんど自覚症状がないため、自分がそうだと気づいていない人が多いのですが、国民病といってもよいほど日本人に多い病気です。厚生労働省の「平成19年 国民健康・栄養調査」によれば、「糖尿病が強く疑われる人」は約890万人、「糖尿病の可能性が否定できない人」は約1320万人。糖尿病もしくは糖尿病予備群と推定される人が、合計で約2210万人もいるのです。

糖尿病にはインスリン依存性糖尿病（1型）、インスリン非依存性糖尿病（2型）、それ以外の糖尿病の3種類があります。

1型は本来ならば外部から侵入した異物を攻撃するはずの免疫機能が、インスリンを分泌する膵臓のβ細胞を攻撃してしまうために起こる自己免疫疾患で、インスリンの絶対量が不足しています。

2型は絶対量が不足しているわけではなく、インスリンがきちんと働かなくなることによって起こります。その理由は主に二つで、一つは遺伝的な要因などによってインスリンの分泌量が減ること。もう一つはインスリンが働きにくい状態になってしまうことで、これがインスリン感受性の低下、もしくはインスリン抵抗性の亢進と呼ばれる状態です。糖尿病の９割はこの２型が占めています。

ビタミンＤに腎機能を改善する可能性のあることは慢性腎臓病（ＣＫＤ）でみたとおりですが、膵臓に対しても同様の可能性のあることがわかっています。というのも、膵臓のβ細胞にはビタミンＤ受容体があり、ビタミンＤはもともと膵臓でインスリンの産生と分泌を助ける働きをしているからです。

ビタミンＤの影響がどの程度かをみるために行われた動物実験（１９８０年、カリフォルニア大学ノーマン博士ら）では、ビタミンＤ欠乏ラットの膵臓からは、ビタミンＤを補充したラットの膵臓の52％しかインスリンが分泌されなかったという結果が出ています。

また、ビタミンＤ欠乏症の患者を対象に、ビタミンＤ投与後の変化をみた研究（１９９４年、マンチェスター王室病院クマール博士ら）では、ビタミンＤ投与後にはインスリンの分泌増加、血糖低下、β細胞の機能改善がみられています。

さらに、血中ビタミンＤ濃度と、血糖値もしくは２型糖尿病の発症率、あるいはインスリン抵抗性との関係を調べた研究では、いずれも両者の間には負の相関がありました。すなわち、血中ビタミンD濃度の高い人ほど、血糖値も2型糖尿病の発症率も低く、インスリン抵抗性も低かったのです（2007年、米国タフト・ニューイングランド医療センターのピータス博士ら等、表5）。

糖尿病が怖いのは、いったん発症すると根治が難しく、一生治療を続けなければならないことに加えて、さまざまな合併症を引き起こすためです。しかも、糖尿病自体には自覚症状がないため、合併症が起こってから初めて気づくことが多いのです。では、糖尿病の合併症に対して、ビタミンDはどのように作用するのでしょうか？

まず、糖尿病性腎症は簡単に言えば、糖の濃度が高くドロドロになった血液が、腎臓の糸球体の毛細血管に詰まってしまうことで引き起こされます。糸球体が障害されると、体内の老廃物をうまく除去できなくなってしまい、最終的には腎不全に至ります。糖尿病性腎症で腎不全に陥り、人工透析をしている人とビタミンDの関係をみた研究では、ビタミンD欠乏の人はそうでない人に比べて、早期死亡が1・78倍という結果が出ています（2008年、シカゴ大学ベンコフェル博士ら）。つまり、腎不全発症後も血中ビタミンD濃度の高低によって、予後がこれほど異なるのです。同研究ではまた、血中ビタミンD濃度が10ng／mℓ未満の人は、30ng／mℓ以上の人に比べて死亡率が1・9倍、10〜30ng／mℓの人

表５　ビタミンDと２型糖尿病

(Pittas AG et al, 2007 より改変)

	報告者	コホート対象			測定対象	研究結果	相関
		糖尿病	非糖尿病	その他	ビタミンD		
横断的研究	Orowll(1994)	20(人)				空腹時血糖と相関なし	−
	Baynes(1997)		142(人)		1~75(μg/mℓ)	食後1時間血糖と相関	+
	Wareham(1997)		1057		<25対>75	血糖(空腹・2時間)と相関なし	−
	Chiu(2004)		126		5〜75	食後1、2時間血糖と相関	+
	Scragg(2004)			非ヒスパニック白人2766(人) メキシコ系1766	※) <18対>32	糖尿病発症と負の相関	+
				非ヒスパニック黒人1726	※) <18対>32	糖尿病発症と相関なし	−
	Ford(2006)			8241※)	<19対>38	糖尿病発症と負の相関	+
	Need(2005)		753			血清ビタミンD>16と血糖と負の相関	+
	Snijder(2006)		1235		<10対≧30	糖尿病発症と相関なし	−
	Hypponen& power(2006)		7198	(コーカソイド)	<10対≧30	糖尿病発症(HbA$_{1c}$)と負の相関	+
症例対照研究	Heath(1979)	82(人)		対照　40(人)		相関なし	−
	Christiansen (1982)	26	(インスリン治療)	対照　14		糖尿病でビタミンD低値	+
	Stepan(1982)	22	(SU剤)	対照　36		糖尿病でビタミンD低値	+
	Ishida(1985)	168		対照　78		相関なし	−
	Nyomba(1986)	20	(バンツー人インスリン)	対照　36		糖尿病でビタミンD低値	+
		44	(コーカソイドインスリン)	対照　26		相関なし	−
	Pietschamann (1988)	38		対照　17		糖尿病でビタミンD低値	+
	Boucher(1995)	44		対照　15		糖尿病でビタミンD低値	+
	Scragg(1995)	238	(耐糖能異常)	対照 238		糖尿病でビタミンD低値	+
	Aksoy(2000)	66	(網膜症)	対照　20		糖尿病でビタミンD低値	+
	Isaia(2001)	66		対照　66		糖尿病でビタミンD低値	+
	Cigolini(2006)	439		対照 459		糖尿病でビタミンD低値	+
	Nypponen& power(2006)	125		対照7073		糖尿病でビタミンD低値	+

※）国民健康栄養調査

は１・４倍という数字も出ています。

また、２０１０年にオランダのフローニンゲン大学医療センターのゼウウ博士らが行った臨床試験では、２８１人の糖尿病性腎症患者の降圧薬治療にビタミンＤ製剤を加えることで、腎不全の特徴的な症状の一つであるタンパク尿を安全に減少させ、腎不全のリスクを抑制することができたとしています。

糖尿病性神経障害は細小血管にうまく血液が流れなくなり、神経組織が障害されることによって引き起こされます。全身に及ぶものから部分的なものまで症状はさまざまですが、なかにはひどい痛みを伴う場合もあります。前出のシカゴ大学ベンコフェル博士らの研究では、糖尿病性神経障害で、なおかつビタミンＤ欠乏の患者51人にビタミンＤを投与したところ、血中ビタミンＤ濃度の増加とともに疼痛《とうつう》が低減するという結果が出ました。

煩雑になるのであとは割愛しますが、ビタミンＤは糖尿病そのものと同様に、糖尿病の合併症にも改善作用があるといってよいでしょう。

自己免疫疾患

自己免疫疾患とは、本来ならば細菌やウイルスといった異物を認識し、排除するための免疫機能が、自分自身の正常な細胞や組織を異物と勘違いし、攻撃してしまうために起こる疾患です。自己免疫疾患は、全身に影響が及ぶ全身性自己免疫疾患と特定の器官だけが影響を受ける臓器特異的疾患とに大別されます。全身性自己免疫疾患は膠原病《こうげんびょう》とも呼ばれ、そのなかには関節リウマチや全身性エリテマトーデスなどが含まれます。臓器特異的疾患には炎症性腸疾患、多発性硬化症（MS）、1型糖尿病などが含まれます。

自己免疫疾患がなぜ起こるのか、原因はまだはっきりとわかっていませんが、その仕組みは解明されつつあります。人の体内では、免疫反応を引き起こすような異物、すなわち「抗原」が侵入すると「抗体」と呼ばれる物質が作られ、抗原と結合することによって、その働きや毒性を抑えようとします。抗原となるのは、通常は細菌やウイルスあるいは花粉やダニなど、体外から入ってくるさまざまな物質です。ところが自己免疫疾患では、なぜか自分の体を構成している物質を抗原とみなしてしまい、それに対する抗体が作られます。これが「自己抗体」です。

では、抗体はどのようにして作られるのでしょうか？　「細菌やウイルスを殺すのは白血球」というのはご存知だと思いますが、白血球を主体とする「免疫細胞」が抗体作りを含む免疫反応の主役です。

白血球とは1種類の細胞ではなく、大きく分けて3種類の細胞（リンパ球、顆粒球《かりゅうきゅう》、単球）の総称です。この3種類にはさらにリンパ球（T細胞、B細胞、NK細胞）、顆粒球（好中球、好酸球、好塩基球）、単球（マクロファージ、樹状細胞）と数種類の細胞が含まれていて、T細胞にはさらに何種類かあるというように、重層構造になっています。

そして、たとえばリンパ球のB細胞は抗体を作る、顆粒球の好中球は抗原を取り込んで殺す、単球のマクロファージは抗原の情報を伝えるなど、それぞれ独自の役割を担っています。ただし、ここには一つの役割しか記しませんでしたが、実際には一つの細胞が複数の役割を担い、互いに連携し合って働くため、その仕組みは非常に複雑です。

免疫の仕組みをごく大づかみにいうと、免疫細胞は普段は血液やリンパ液の流れに乗って全身を巡回しています。いわばパトロールをしているわけで、抗原に遭遇すると「ここに抗原がある！」と警報を発し、仲間を呼び集めます。集まった免疫細胞は、あるものは抗原を直接攻撃し、あるものは抗原の特徴を読み取り、またあるものはその特徴に合う抗体を作り出します。抗体ができあがると「抗原抗体反応」と呼ばれる反応が起こって抗原に抗体が結合し、抗原の動きや毒性を封じ込めます。そして最終的には、抗原と抗体が結合してできた「免疫複合体」や免疫細胞が殺した抗原の死骸などを、貪食《どんしょく》細胞と呼ばれる片付け役が食べて掃除するのです。

この一連の免疫反応に関わる細胞のどれかが異常を起こし、自己抗体が作られて、免疫反応が自分自身に対して起こるのが「自己免疫反応」です。自己免疫反応が起こると、自分自身の組織や器官が攻撃を受けて障害され、さまざまな疾患を発症します。治療法としては、これまではステロイド（副腎皮質ホルモン）や消炎剤などで炎症を抑える、といった対症療法が中心でした。しかし近年、疾患によってはどの細胞の異常が原因かが判明し、その細胞だけを攻撃する薬が開発されるなどして、根本的な治療への道が拓かれつつあります。

ビタミンDもまた、免疫機能を調節する役割を果たしていることや、自己免疫疾患の患者は血中ビタミンD濃度が低いことなどが判明し、根本治療に役立つのではないかと期待されています。

ビタミンDの受容体は単球（マクロファージ、樹状細胞）、リンパ球などに存在し、活性型ビタミンDはその受容体と結合します。T細胞の一種であるヘルパーT細胞（Th）はいわば免疫の司令塔で、抗原を見つけたマクロファージから情報を受け取り、それに合った抗体を作るようにB細胞に指令を出します。ビタミンDはTh全体の増殖を低下させるとともに、Thのなかでも自己免疫疾患に関わることが判明しているTh_1やTh_{17}の増殖を抑制します。さらに抗体を作るB細胞にも作用して、抗体の分泌・産生を抑えます。また、抗原を提示する働きを持つ樹状細胞やマクロファージの抗原提示能も抑制します。

このようにビタミンDは、抗原を見つけたことで活性化した免疫機能を抑制し、自分自身への攻撃を減らすように働くのです。以下、疾患別にみていきましょう。

◎関節リウマチ

関節リウマチは自己免疫によって主に手足の関節が障害され、痛みや変形が生じる病気です。標的となるのは、関節を袋状に包み込んでいる「関節包」と呼ばれる膜の一番内側の層「滑膜」です。滑膜は通常は関節内を満たす関節液を分泌し、関節液を介して軟骨に養分を与えています。ところが、自己免疫の攻撃を受けると炎症を起こし、関節液を必要以上に大量に分泌し、自分自身も増殖します。その結果、関節が腫れ上がり、やがて変形していくのです。

症状としては、初期には「朝のこわばり」が起こります。朝起きたときに手がこわばっていて握ることが困難な状態で、たいてい昼頃には治まりますが、こわばりの持続時間がリウマチの強さと比例するといわれています。こわばりが1時間続く人よりも2時間続く人の方がリウマチの活動性が高い、すなわち重症なのです。

こわばりの次には痛みが起こります。初めは手指や足指の関節が痛み、しだいに手首や足首、肘や膝と、体の中心に近い大きな関節が痛むようになります。また、関節リウマチは炎症が慢性的に続く状態であるため、風邪などで熱があるときと同様に全身倦怠感や易疲労感が生じます。そして症状がさらに進行すると、軟骨が破壊されて骨と骨が直接接触し、骨自体も変形し、「強直《ごうちょく》」という関節が動かない状態になってしまいます。

関節リウマチでは、リウマチの活動性の高さと血中ビタミンD濃度とに、負の相関があることがわかっています。活動性の高い重症な人ほど、ビタミンDが少ないのです。なぜかというと、まず関節リウマチの活動性が高いと、骨がどんどん破壊・吸収されてしまい、それを補うために血液中のカルシウムとビタミンDが使われて減少していきます。そして、血中カルシウム濃度が一定の値以下になると、活性型ビタミンDが不活性型のビタミンDに変わり、血液中のカルシウムが失われるのを防ぎます。すると、骨を形成することができなくなって骨の破壊が進み、同時に活性型ビタミンD不足によって免疫機能を抑制することができなくなります。その結果、ますます病気が進行してしまうのです。

つまり、活動性の高い関節リウマチを発症してしまった場合は、ビタミンDだけでなく、カルシウムなども同時に投与する必要があると考えられます。ところが発症前の場合は、ビタミンDだけでも効果があることがわかってきました。

たとえばアイオワ大学のメルリーノ博士らの研究（2004年）では、リウマチ歴のない55歳～69歳の女性2万9368人を対象に、ビタミンD摂取と関節リウマチ発症の関係を11年間追跡調査しています。その結果、152人が関節リウマチを発症しましたが、ビタミンD最大摂取群（1日467・7IU以上）では、最小摂取群（1日221・4IU未満）に比べて発症リスクは67％と、33％も低かったのです。ビタミンDが、免疫異常の起こるリスクそのものを低下させている可能性があるわけです（表6）。ちなみに、メルリーノ博士らの研究では食事からの摂取とサプリメントからの摂取を比較していますが、食事で

表6 ビタミンD摂取による関節リウマチのリスク

(Merlino ET et al, 2004)

ビタミンD(IU/日)		症例	年齢調整相対リスク	多変量調整相対リスク*)
全体	＜221.4	64	1.00	1.00
	221.4〜467.6	42	0.64	0.67
	≧467.7	46	0.67	0.67
食事	＜169	59	1.00	1.00
	169〜289.9	50	0.81	0.87
	≧290	43	0.68	0.72
補充	利用しない	109	1.00	1.00
	＜400	13	0.64	0.65
	≧400	30	0.69	0.66

＊）年齢、カロリー摂取、喫煙、ホルモン置換療法、脱カフィンコーヒー摂取、β-クリプトキサンチン摂取

は72％、サプリメントでは66％と、ほぼ同様の結果でした。

このようにビタミンDは、関節リウマチの補助的治療法として有用であることが期待されます。

◎全身性エリテマトーデス（SLE）

全身性エリテマトーデス（SLE）のエリテマは「紅斑」という意味で、皮膚に赤い発疹ができることからこう名付けられました。しかし、症状が出るのは皮膚だけではなく、関節や血管、内臓など全身の器官に、さまざまな症状が次々に、あるいは一度に起こります。というのも、SLEでは

「抗核抗体」という、自分自身の細胞の中にある核と反応する自己抗体ができてしまうからです。

症状は人によって異なりますが、一般的な全身症状としては発熱や倦怠感、易疲労感がありま す。手指や肘、膝などの関節に関節炎が起き、痛みが生じることもあります。皮膚症状としては先に述べたように紅斑が出ることが多く、口内炎や脱毛が起こることもあります。そのほか、腎臓をはじめとする全身の臓器、血管、中枢神経など、あらゆるところに症状が出る可能性があります。皮膚症状だけの軽症の人もいますが、人によっては複数の器官に症状が出てしまうこともあるのです。

SLEは生理開始から閉経までの出産可能な年齢の女性に多く、しかも有色人種に多いことから、発症には女性ホルモンやビタミンDが関わっているのではないかと指摘されてきました。ビタミンDとの関連だけにしぼると、米国ではアフリカ系アメリカ人の発症数がコーカソイド（白色系人種）の3倍に達するが、西アフリカに住むアフリカ人の発症数は特段多くないという事実があります。米国はアフリカよりも日照が弱いため、メラニン色素の多い皮膚だと紫外線をよく取り込めず、皮膚で十分な量のビタミンDを作ることができず、血中ビタミンD濃度が低下してしまうからだろうと考えられています。

事実、ＳＬＥ患者は血中ビタミンＤ濃度が低く、ビタミンＤ欠乏の人も高頻度でいることがわかっています。たとえば、サウスカロライナ医科大学のカメン博士らの研究（２００６年）では、１２３人のＳＬＥ患者と２４０人の対照者を比較したところ、血中ビタミンＤ濃度はＳＬＥ患者の方が低く、ＳＬＥ患者の67％はビタミンＤ欠乏でした。特にＳＬＥのなかでも腎臓に症状が出た人（ループス腎炎）や皮膚に症状が出た人（光線過敏症）では、高度のビタミンＤ欠乏が多くみられました。また、コーカソイドの血中ビタミンＤ濃度の平均値が31・３ng／mℓであったのに対し、アフリカ系アメリカ人では15・９ng／mℓと、ほぼ半分という結果でした。

現在ではＳＬＥの疾患活動性が高いほどビタミンＤ値が低くなると考えられていますが、疾患活動性がどの程度高ければビタミンＤ値がどの程度低くなるかという、数値的な裏付けはまだありません。また、ビタミンＤをどの程度補充すれば免疫機能が平衡を保てるかもわかっていません。しかし、ＳＬＥを発症させたマウスによるビタミンＤ投与実験では、皮膚の病変や腎臓病の改善、さらに生存期間の延長がもたらされていることから、ビタミンＤ投与が効果のあることは確実でしょう。今後、臨床データが積み重ねられれば、人に対してもどの程度の量を投与すれば効果があるのかがわかってくると思われます。

また近年、ビタミンD受容体の型の違いが、ＳＬＥ発症の有無や症状の違いを引き起こすことがわかってきました。ビタミンD受容体には遺伝子によってBB、Bb、bbと3種類の型がありますが、どの型の遺伝子を持っているかによって、ＳＬＥ発症の頻度や現れる症状が異なるのです。発症頻度ではBB型の場合は15・5％であるのに対し、対照群では5・7％と、BB型が3倍近く高いことがわかりました（２０００年、関西医大・尾崎博士ら）。さらに同研究では、bb型の人は腎機能障害を発症するケースが多いという結果も出ています。今後さらに研究が進めば、発症しやすい遺伝子型を持つ人はあらかじめビタミンDを補充するなど、予防的措置を講じることも可能になるのではないでしょうか。

◎炎症性腸疾患

炎症性腸疾患とは消化管に炎症を起こす自己免疫疾患で、潰瘍性大腸炎とクローン病の2種類があります。潰瘍性大腸炎は基本的に大腸の粘膜だけに炎症が起こるのに対し、クローン病は口から肛門までの全消化管に非連続的に炎症が生じます。

潰瘍性大腸炎は血便や下痢によって症状を自覚することが多く、進行するに従って発熱、体重減少、腹痛などが起こります。さらに、腸の襞《ひだ》がなくなったり、蠕動《ぜんどう》運動をしなくなったり、腸閉塞を起こしたり、穿孔《せんこう》ができたりすることもあります。クローン病は小腸や回盲部（回腸と盲腸）、肛門周囲に発症することが多く、自覚症状としては下痢と腹痛が主で、血便はそれほど多くありません。また、発熱、体重減少、肛門病変（痔瘻《じろう》、裂肛、肛門潰瘍など）などもみられます。

炎症性腸疾患は日照の少ない地域で多いといわれ、特に北米や北欧などの高緯度地域に多くみられます。ビタミンＤ不足がこの疾患を引き起こすのかどうか、詳しいことは不明ですが、炎症性腸疾患の患者は血中ビタミンＤ濃度が低いという報告があります。また、ペンシルベニア州立大学のカントーマ博士らが行った動物実験（２０００年）では、ビタミンＤには炎症性腸疾患の発症を予防し、症状を改善する作用があるという結果が得られています。

人の炎症性腸疾患に似た症状を発生させたマウスを、ビタミンＤ欠乏群とビタミンＤ補充群とに分けて観察したところ、ビタミンＤ欠乏マウスはすぐに下痢をし、消耗して死んでしまいましたが、ビタミンＤ補充マウスには下痢などの症状が出なかったのです。さらに、症状がすでに現れたマウスにビタミンＤを投与したところ、症状が軽減しました。同様の効果が人に対してあるかどうかは臨床試験を待つほかありませんが、おそらくはほかの自己免疫疾患と同様、炎症性腸疾患でもビタミンDが効果を発揮するのではないでしょうか。

◎多発性硬化症（MS）

多発性硬化症（MS）は、脳・脊髄・視神経など中枢神経系の脱髄疾患の一つです。脱髄とは、神経を覆っている髄鞘《ずいしょう》、すなわちカバーが壊れてしまうことで、カバーが壊れて中の神経がむき出しになってしまうことで起こるのが脱髄疾患です。電気コードの絶縁カバーが破れて、そこがショートしてしまうようなものだと思っていただければよいでしょう。MSでは脱髄があちこちに起こり、再発と寛解を繰り返します。脱髄が多発し、その部分が古くなると硬く感じられることから、多発性硬化症という名が付けられました。

MSは、どこに脱髄が起こるかによって症状が異なります。視神経に脱髄が起こると、視力の低下や視野の欠損が生じます。脳幹に起こると、顔の感覚が麻痺したり、うまくしゃべれなくなったりします。小脳に起こると、まっすぐに歩けなくなったり、手が震えたりします。脊髄に起こると、手足のしびれや排尿障害などを生じます。

この病気の原因については、人種によって驚くほど発症率に差があることから、遺伝的要因が大きいと考えられてきました。たとえば人口10万人中に、北欧では50～１００人、北米やオーストラリア南部では30～80人、日本では８～９人、アフリカでは４人以下などとなっています。また、高緯度地域の方が発症率が高いことから、日照など環境要因との関連性も指摘されていますし、再発と寛解を繰り返す病態から、ウイルス感染の可能性もあるとされています。

しかし一方では、病巣の周囲に免疫細胞が集まっていること、ヘルパーＴ細胞が増殖していること、免疫抑制剤が治療に有効であることなどから、自己免疫疾患である可能性が高いとされてきました。さらに近年、日本人に多い視神経脊髄型のＭＳでは、抗アクアポリン４という自己抗体が存在することがわかりました。そのため、ＭＳは自己免疫疾患であり、遺伝や環境やウイルスは発症の引き金になるのではないか、と考えられるようになっています。

ビタミンＤとの関連では、やはり血中ビタミンＤ濃度が高いほど、発症のリスクが低いことがわかっています。たとえば２００６年にハーバード大学のムンゲル博士らが行った研究では、血中ビタミンD濃度が99・2nmol／ℓ以上の人は、63・2nmol／ℓ以下の人に比べて発症リスクが62％も低下していました。

ビタミンDは、神経そのものに対する作用と免疫機能の調節作用との双方によって、MSの発症リスクを下げていると考えられます。免疫機能の調節についてはこれまでに述べたとおりですが、ビタミンDはさらに、神経成長因子や髄鞘のもとになる物質の産生に関わっているため、不足すると神経や髄鞘の生成や補修がうまくいかなくなってしまうのです。

MS患者へのビタミンD投与の効果を調べた研究もあります。2010年にイランのアラーク医科大学のサエビ博士らは、MS患者59人を無作為にビタミンD投与群26人と対照群33人に分け、6カ月間にわたって観察しました。その結果、ビタミンD投与群では炎症を起こす作用を持つリンパ球が減り、炎症を抑える作用のあるサイトカインが増加していました。ちなみにサイトカインとは、免疫細胞から分泌されるタンパク質で、特定の細胞に情報を伝達する役目を担っています。

MSの治療では炎症を抑えるためにステロイドを用いますが、それによって骨粗鬆症を発症するリスクが高まります。後ほど詳しく述べますが、ビタミンDには骨粗鬆症のリスクを低下させる働きもあるため、投与の意義は大きいといえるでしょう。

また、2010年には妊娠中のビタミンD補充の重要性を示す研究結果も発表されました。オーストラリアのマードック小児研究所とオーストラリア国立大学のポンソンバイ博士らによれば、11〜12月生まれの小児は、5〜6月生まれの小児に比べて妊娠中の母親の受ける日光照射量が少なく、MS発症リスクは30％高かったというのです。したがって、妊娠中のビタミンD補充がMS予防のために必要だと博士らは述べています。

◎1型糖尿病

先に述べたように、糖尿病にはインスリン依存性糖尿病（1型）とインスリン非依存性糖尿病（2型）、それ以外の糖尿病の3種類があります。2型が生活習慣病であるのに対して1型は自己免疫疾患であり、血糖値が上がるという症状は同じでも、両者はまったく異なる病気です。

1型糖尿病は、インスリンを分泌する膵臓のβ細胞が、自己免疫によって攻撃されてしまうために起こります。インスリンは血糖値を下げる働きをする唯一のホルモンであるため、β細胞が破壊されてインスリンの分泌が低下すると、血液中の糖が異常に高くなります。そして、急性の場合は糖尿病性昏倒《こんとう》などを、慢性の場合は糖尿病性腎症などを引き起こし、最悪の場合は死に至ります。

また「小児糖尿病」という呼び方もあるとおり、発症者の大半は小児です。そのため1型糖尿病では、幼児期・小児期のビタミンD摂取との関係が研究されています。たとえばイギリスとフィンランドの合同研究（2001年）では、30年間追跡調査をしたところ、幼児期にビタミンDを毎日2000IU（50μg）以上摂取した人たちは、そうでない人たちに比べて発症率が78％も低いという、驚くべき結果が出ています。また、小児期の最初の1年間にクル病の疑いのあった人は、1型糖尿病の発症が3倍に増えていました。

これらの結果から、幼児期に適切な量のビタミンDを摂ることが、1型糖尿病の発症予防につながると考えられます。さらに、妊娠中の母親のビタミンD摂取量と、子どもの膵島（ランゲルハンス島）自己抗体の存在とが負の相関関係を示すという研究結果もあります。すなわち、妊娠中に母親がビタミンDをたくさん摂った子どもほど、1型糖尿病の危険因子である膵島自己抗体が少ないわけで、妊娠中のビタミンD摂取が子どもの1型糖尿病発症予防につながると考えてよいでしょう。

ところでこれらの結果は、生理学的な必要量を超える大量のビタミンDを投与したから得られたのでしょうか？　それともビタミンD欠乏を防いだことによって、すなわち生理学的な必要量を満たしたことによって得られたのでしょうか？　１９９４年にベルギーのカソリック大学のマシュー博士らがマウスを使って行った実験では、後者であることがわかっています。ビタミンDを投与しない対照群の発症率が56％であったのに対し、活性型ビタミンDを人の摂取基準に近い、体重１kgあたり５μg隔日に投与した群では、発症率が８％と著しく低かったのです。このことからは、ビタミンDが生理学的な必要量を満たしていれば、１型糖尿病の発症を抑えられることが推測されます。

疾患別にビタミンDとの関わりをみてきましたが、いずれの場合もビタミンDは免疫機能のさまざまなレベルに関与し、正常な状態に戻す働きをしているといえるのではないでしょうか。自己免疫疾患はその多くが難病に指定されていることからもわかるとおり、治療の非常に難しい病気です。ビタミンDの研究がもっと進み、治療に本格的に役立てられるようになる日が早く来ることを願っています。

感染症

感染症とは、寄生虫や細菌、真菌、ウイルス、異常プリオンなどの病原体に感染することによって生じる病気の総称です。人の病気の大半は感染症だといわれていますし、医学の歴史は感染症との戦いの歴史だといっても過言ではないほどなのです。その脅威は決して過去のものではなく、世界保健機関（ＷＨＯ）の調査によれば、全世界の感染症による死者は年間およそ１５００万人。全死亡者５７００万人のうちで最も多く、４分の１余りを占めています（The World Health Report 2003）。

日本でも、かつて死病と恐れられた感染症・結核は、過去のものではありません。平成21年（２００９）の結核患者発生数は2万４０００人超であり（平成21年 結核登録者情報調査年報集計）、人口10万人あたりの罹患率は19人と、アメリカ（４・３）やカナダ（４・７）の4倍以上なのです。しかも結核は、肺などの呼吸器だけでなく、中枢神経やリンパ組織、血液、骨など、全身のさまざまな器官に及びます。結核菌は細胞内に寄生するため、免疫がこれを攻撃すると自分自身の組織が広く破壊されてしまい、放置すれば死に至りますが、自分が結核だと気づかずに重症化させてしまう人が日本には多いのです。

原因となる結核菌は1882年にドイツの細菌学者ロベルト・コッホが突き止めましたが、1943年に米国ラトガース大学のセルマン・ワックスマン教授らによって最初の抗生剤であるストレプトマイシンが発見されるまでは、薬はありませんでした。ただ、1895年にデンマークの科学者ニールス・フィンゼンが、皮膚結核患者に対してアーク灯の強い光を当てると治ることを発表したのがきっかけとなり、1920年代には日光に当たることが結核の治療法の一つになりました。

ストレプトマイシンが登場する前は、日本でも結核治療には「大気（日光）、安静、栄養」といわれていましたが、日光がなぜ結核に効くのかという謎が近年になって解明されてきました。日光を浴びると皮膚でビタミンDが作られますが、ビタミンDには微生物と戦う「抗微生物ペプチド」を作る働きがあるのです。抗微生物ペプチドは、私たちの皮膚の細胞や免疫細胞（好中球）の中で、ビタミンDがビタミンD受容体に結合することで作られます。いくつかの種類がありますが、なかでも特に強力な抗微生物作用を持つのがカテリシジンというペプチドです。ちなみにペプチドとは、2個以上のアミノ酸が結合した化合物のことです。

皮膚の細胞や好中球にビタミンDが働きかけてカテリシジンができるのと同様に、血液の流れに乗ったビタミンDは肝臓を経由してマクロファージ内に入り、そこでもカテリシジンを発生させます。マクロファージは「貪食細胞」と呼ばれるとおり、次々に細菌などの抗原を食べていきますが、内部にカテリシジンを持つことで抗原を殺傷する力が強くなるのです。

では、個々の感染症に対して、ビタミンDはどのように働くのでしょうか？　まず結核ですが、結核患者は健康な人よりも血中ビタミンD濃度が低いことがわかっています。そして、オックスフォード大学のノアハム博士とクラーク博士によれば、血中ビタミンD濃度が低いと、結核を発症するリスクが高くなるとされています。血中ビタミンD濃度が低いと結核になるのか、結核になると血中ビタミンD濃度が低くなるのか、これだけではどちらが先かわかりませんが、両者はおそらく相互に作用を及ぼし合いながら悪循環を繰り返すのでしょう。

皮膚感染はどうでしょうか。私たちの皮膚は、常にさまざまな微生物にさらされていますが、感染症にかかることは稀です。皮膚に自然に備わった免疫機能によって、抗微生物ペプチドが作られ、皮膚を防御しているためです。カテリシジンは微生物を攻撃するだけでなく、血管新生や皮膚の細胞の再構築を誘導するなどの作用も持っています。そのため、アトピー性皮膚炎などは、カテリシジンがうまく働かないことによって生じるのではないかと考えられています。ビタミンＤは先に述べたとおり、カテリシジンを作る働きがありますから、ビタミンＤが不足すると皮膚感染も生じやすくなってしまうわけです。

急性気道感染については、フィンランドのタンペール大学のラークシ博士が、７５６人の若年男性を６カ月間追跡調査しています（２００７年）。それによれば、血中ビタミンＤ濃度が40 nmol／ℓ以下の人は、それ以上の人よりも気道感染によって仕事を休んだ日が多いという結果が出ています。

ロンドン大学カレッジのウェイズ博士らは、ちょっと変わった研究をしています（２００４年）。５歳以下のインド人乳幼児を、気管支炎・肺炎の感染群80人、非感染群70人の2群に分け、以下の5項目について調査したのです。

①　出生後の４カ月間、母乳だけで育てた
②　出生から６カ月後に牛乳以外の栄養液体を利用
③　調理に液体石油燃料を使用
④　ハイハイを始めるまでは、日光浴させる際に裸にした

⑤ 血中ビタミンD濃度が22・5 nmol/ℓ以上

その結果、この5項目のうち気管支炎・肺炎の感染リスクを減らす要素となっていたのは、①の母乳と⑤のビタミンDでした。①は発症リスクが42％と半分以下になり、⑤は発症リスクが9％と、なんと91％も低くなったのです。このことから、血中ビタミンD濃度が高い乳幼児は気管支炎・肺炎にかかりにくいということができます。

インフルエンザとビタミンDの関連を調べた研究もあります（２００８年、米国アタスカデロ州立病院キャネル博士ら）。男性３７２３人、女性３７１２人を対象に、まず血中ビタミンD濃度の月ごとの変化をみたところ、冬季には低く、夏季には高いという結果が得られました。次に、ビタミンD摂取群と対照群とで季節ごとに風邪・インフルエンザの発症頻度を調べました。すると、ビタミンD摂取なしの対照群では冬季に発症頻度が極端に多いのに対して、ビタミンD摂取群（１日８００IU）では季節による違いがほとんどなかったのです（**図15**）。さらにビタミンD摂取量を１日２０００IUに増やすと、発症したのは１０４人中たった１人でした。ビタミンDは風邪・インフルエンザに対してかなりの効果があると考えてよさそうです。

インフルエンザとビタミンDの関連については、日本でも研究があります（２０１０年、

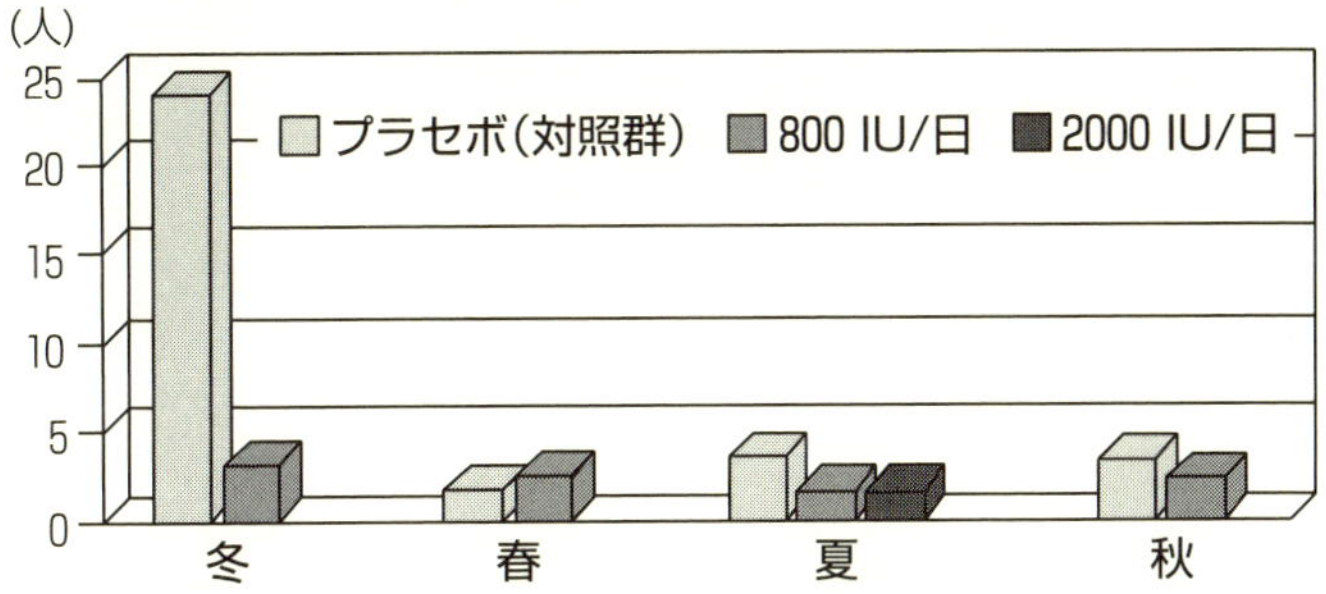

図15　季節による風邪・インフルエンザ症状発現

(Cannel JJ et al, 2008)

慈恵医大の浦島博士ら）。6歳から15歳の学童を、ビタミンD補充群（1日1200IU）167人、対照群（プラセボ）167人に分けて観察したところ、ビタミンD補充群では18人（10・8%）、対照群では31人（18・6%）がA型インフルエンザを発症しました。対照群の発症リスクを1とすると、ビタミンD補充群の発症リスクは0・58。インフルエンザの発症リスクは、ビタミンD補充によって半減したのです。

ところで、いったいどのくらいの量のビタミンDを摂取すれば、インフルエンザなどの感染症対策として十分なのでしょうか？　米国のアタスカデロ州立病院のキャネル博士らによれば、理論的には1日に体重1kgあたり2000IU摂取し、それを3日間だけ続ければ十分だとしています。また、日照に富む地域の人であれば、1日に2000～7000IUのビタミンDを補充するだけで、十分な血中ビタミンD濃度を維持できるとも述べています。

IUとはInternational Unit（国際単位）の略で、生体に対する効力を表し、微量で効力を発揮する脂溶性ビタミンに主に使われます。そのため、重さに換算する際の基準値はビタミンの種類によって異なります。1IUは、たとえばビタミンAは0・33㎍、ビタミンDは0・025㎍（1㎍＝40IU）です。また、1gの1000分の1が1㎎、1㎎の1000分の1が1㎍ですから、1gは100万㎍です。

これでビタミンDの必要量を計算すると、理論的には体重60kgの人は1日に3㎎を3日間だけ続ければよく、日照に富む地域の人は1日に50㎍〜175㎍を摂ればよいということになります。

骨粗鬆症

骨粗鬆症は、WHOによれば「骨量の減少と微細構造の崩壊を伴い、骨の脆弱性《ぜいじゃくせい》が進んだ結果、骨折の危険性が増した疾患」と定義されています。簡単にいえば、骨がスカスカになって骨折しやすくなった状態です。高齢化とともに患者数は増えており、日本では骨粗鬆症患者は総人口の1割近い1000万人前後で、骨量が減少した予備群を含めると2000万人に上ると推定されています。また、寝たきりになる原因の第1位は脳血管障害（脳卒中など）、第2位は骨折・転倒ですが、骨折・転倒の要因が骨粗鬆症なのです（「国民生活基礎調査」2005年）。

骨粗鬆症がなぜ起こるかというと、骨形成速度よりも骨吸収速度の方が速いことによります。骨は一度作られたらそのままというわけではなく、「破骨細胞」が古い骨を壊し、体内に吸収し、「骨芽細胞」が新しい骨を作るというリモデリング（再構築）を、常に繰り返しています。通常は骨形成と骨吸収の速度が釣り合っているのですが、なんらかの原因によって骨吸収の方が速くなると、骨量が減って骨粗鬆症を発症するのです。

骨粗鬆症には老化や閉経が原因の「原発性骨粗鬆症」と、なんらかの病気が原因で起こる「続発性（二次性）骨粗鬆症」の2種類がありますが、ほとんどが原発性です。老化によって患者が増えるのは、主に「腸のカルシウム吸収能力が低下して、骨を作る材料が不足する」「腎臓のビタミンDを活性化する能力が低下して、ビタミンDが不足し、骨を作れなくなる」「ビタミンD欠乏によって副甲状腺ホルモン（ＰＴＨ）の分泌量が増えると、血液中のカルシウム濃度が下がり、それを補おうとして骨のカルシウムが血液中に移動する。すなわち骨吸収量が増える」という3点によると考えられます。

また、閉経後の女性に患者が多いのは、女性ホルモンのエストロゲンには骨芽細胞の活動を高める働きがありますが、エストロゲンが閉経後は急速に減少するためです。骨芽細胞の活動が弱まると、骨の形成速度が落ち、骨吸収が進んで、カルシウムが骨から血液中に移動してしまうのです。すると、血中カルシウム濃度が高くなり、ＰＴＨの分泌が抑制されます。ＰＴＨの分泌が抑制されると、活性型ビタミンＤの産生量が減り、活性型ビタミンＤ不足によって、腸や腎臓での食物からのカルシウム吸収が低下し、血中カルシウム濃度が低くなります。というように、カルシウムと活性型ビタミンＤとが負のスパイラルに陥ってしまい、症状がどんどん悪化してしまうのです。さらに、これらの主要因に加えて、運動、食事、喫煙、飲酒などの生活習慣が発症のリスクを高めるとされています。

骨粗鬆症の治療にはビタミンＤ製剤も用いられますが、いったん発症してしまうと回復が困難であるため、あらかじめビタミンＤを摂取して予防することが重要です。では、いったいどの程度のビタミンＤ値ならば、骨粗鬆症を防げるのでしょうか？

新潟大学の中村博士らが閉経後の女性６００人を対象に行った研究では、血中ビタミンＤ濃度が50 nmol／ℓ以上あればＰＴＨの値を正常に保つことができ、骨密度が低下するのを予防できるとし、70 nmol／ℓ以上であれば骨密度を高く保てると結論づけています（２００８年）。それに対して、骨粗鬆症の発症を防ぐために必要な血中ビタミンＤ濃度を、チューリッヒ大学のビショフ博士らは80 nmol／ℓ以上（２００４年）、２００５年に行われた専門者会議では50～80 nmol／ℓ、オランダのＶＵ大学医療センターのクチュク博士らは50～１００ nmol／ℓ（２００９年）などとしています。

摂取量に関しては、２０１０年に世界各地でガイドラインが発表されました。カナダでは、50歳未満の成人の場合は４００～１０００IU／日、50歳以上の人では８００～２０００IU／日をサプリメントで補うことが推奨されています（カルガリー大学ハンリー博士ら）。この場合、８００IUは最少用量であり、許容上限の２０００IU以内であれば毎日摂取して

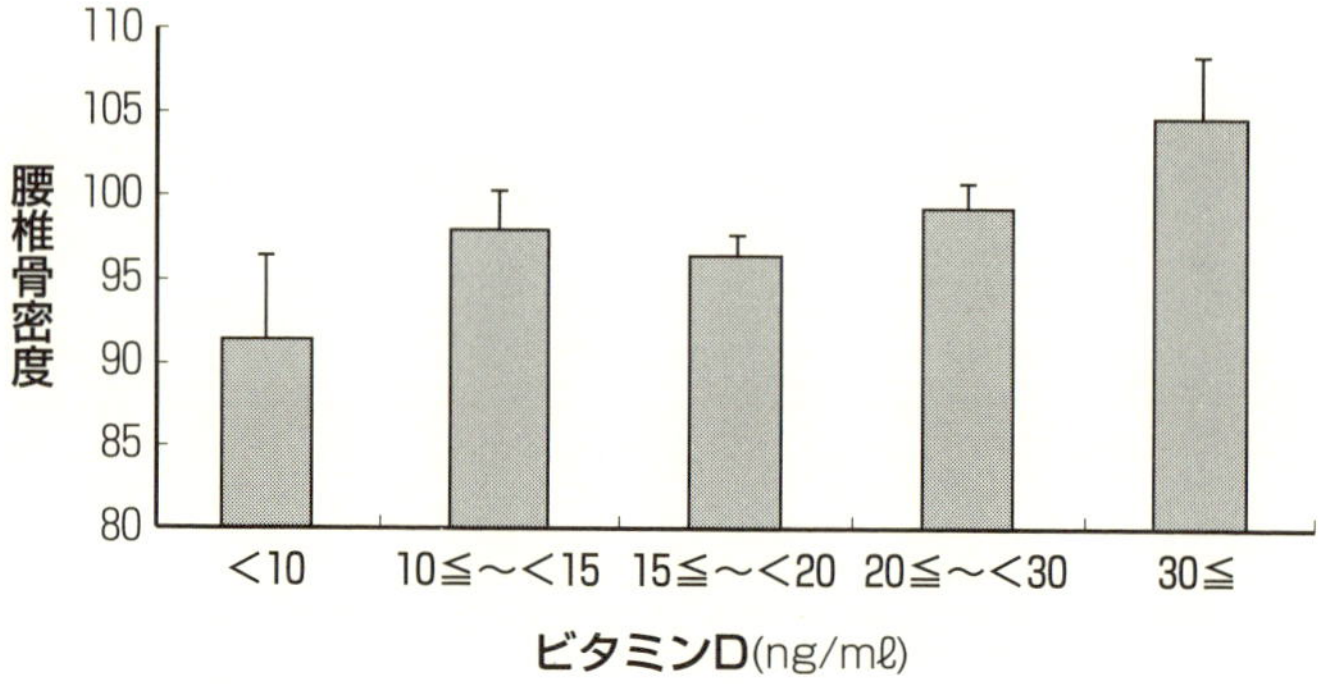

図16　血中ビタミンD濃度と腰椎骨密度

（岡野登志夫ほか、2004）

も安全だが、それを超える場合は医学的管理が必要だとしています。

ドイツ・オーストリア・スイス骨学連盟では、毎日20分間は屋外にいることに加えて、骨粗鬆症患者には８００～２０００IU／日を補充し、血中ビタミンD濃度が20ng／mℓ以上になるようにするべきだとしています。一方、カルシウムについてはむしろ過剰摂取に注意が必要で、１日あたり１０００mgで十分であり、１５００mgを上限と定めています。

関節症

関節症は軟骨がすり減って関節に炎症が起き、最終的には骨と骨が直接触れ合うようになり、こすれ合って変形してしまう病気です。なかでも発症しやすいのが膝関節と腰椎で、東京大学医学部22世紀医療センターの調査（２００５年）によれば、50歳以上の人のうち「変形性膝関節症」のある人は男性が44・６％、女性が66・０％。「変形性腰椎症」は男性が82・６％、女性が67・４％と、いずれも非常に高い有病率でした。この有病率を日本の年齢別人口にあてはめて計算すると、なんと変形性膝関節症の人は約２４００万人、変形性腰椎症は約３５００万人と推計されるのです。

関節症には骨粗鬆症における骨密度測定のような数値によって診断する方法がないため、予防法や治療法の開発が遅れているようですが、ビタミンＤとの関連で関節症の予防や治療を考える研究はこれまでにもいくつかあります。

１９９２年にボストン大学医療センターのマックアリンドン博士らは、平均年齢70歳の５５６人を対象にして、変形性膝関節症の発症と進展（悪化）、食事からのビタミンＤ摂

表7　膝関節症の発症・進展とビタミンD食事摂取・血中ビタミンD

（McAlindon TE et al, 1996）

		発症		進展	
	三分位	患者数	オッズ比	患者数	オッズ比
ビタミンD食事摂取	低分位　(3〜170) IU/日	24	1.02	25	4.05
	中分位 (170〜347)	35	2.48	24	2.99
	高分位(386〜1612)	16	1.00	13	1.00
血中ビタミンD	低分位 (4.9〜24.0) ng/mℓ	25	0.92	33	2.89
	中分位(27.0〜33.0)	25	0.90	20	2.83
	高分位(36.0〜79.0)	25	1.00	9	1.00

取、血中ビタミンD濃度との関係を検討していま す。食事からのビタミンD摂取量を、低（1日3〜170IU）、中（同170〜347IU）、高（同386〜1612IU）の3グループに分けて、発症リスクと進展リスクをみたところ、進展リスクは中グループが高グループの約3倍、低グループが約4倍。血中ビタミンD濃度では中・低グループともに、高グループの約3倍という結果でした。ただし発症リスクには、食事からのビタミンD摂取と血中ビタミンD濃度ともに関連がみられなかったことから、「膝関節症の場合、低ビタミンD状態は症状の悪化に関与している」と考えられます（表7）。

膝関節症の221人を対象に、痛み・身体機能・筋力・血中ビタミンD濃度の変動を30カ月にわたって測定した研究もあります（２００４年、ボストン大学クリスチン博士ら）。それによれば、血中ビタミンＤ濃度が正常だった人も、濃度が低下するに従って身体障害スコアが低下しましたが、濃度の上昇に伴って身体障害スコアは改善しました。また、血中ビタミンＤ濃度の低い人は、正常域の人に比べて痛みや身体機能がより悪く、筋力が弱いこともわかりました。

さらに、ビタミンＤと大腿骨頸部《だいたいこつけいぶ》関節症との関連を調べた研究（１９９９年、カリフォルニア大学レイン博士ら）では、血中ビタミンＤ濃度が低いと発症リスクが上がり、関節腔も狭くなるという結果が出ています。

一方、ビタミンＤ値は、膝関節症における軟骨の消失と関節腔の狭小化には関連がないという学者もいます（２００７年、ボストン大学フェルソン博士ら）。とはいうものの彼らも、「ビタミンＤには、軟骨消失や関節腔の狭小化のようなレントゲン所見でわかること以外の、なんらかの働きがあるかもしれない」としています。

精神・神経疾患

ビタミンDの受容体は体内のさまざまな器官にありますが、脳も例外ではありません。情報伝達を担う神経細胞（ニューロン）や、神経細胞の恒常性の維持を担うグリア細胞には、ビタミンD受容体があることがわかっています。一方、脳の中にはビタミンD受容体だけでなく、ビタミンDそのものも存在しています。脳につながる血管には「血液脳関門」と呼ばれる異物を排除する仕組みがあり、必要ないものは脳の中に入れないようになっていますが、ビタミンDはこの血液脳関門を通れるのです。さらに脳の中には、ビタミンDを活性型ビタミンDにする酵素もあります。つまり、脳の神経細胞ではビタミンD受容体にビタミンDを取り込んで、酵素の働きで代謝し、活性型ビタミンDを作り出しているのです。

活性型ビタミンDには細胞の分化・増殖を促す作用があり、脳内では神経細胞やグリア細胞の分化・増殖に関わっていると考えられています。具体的には「神経成長因子（NGF）」や「脳由来神経栄養因子（BDNF）」という脳細胞の発生や成長に関わる物質の合

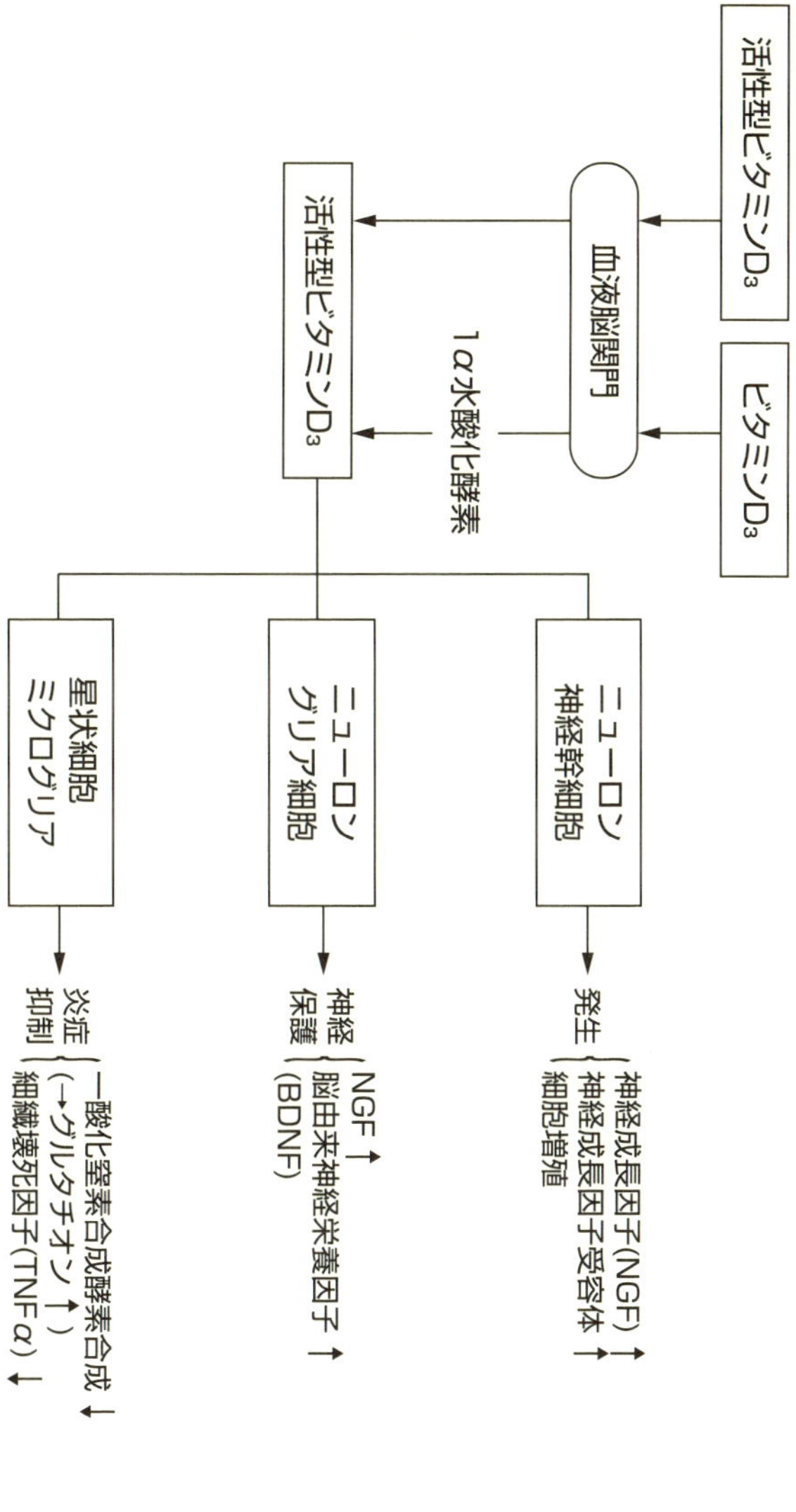

図17　ビタミンDの脳神経における作用

（中川公恵、2007より一部改変）

成を促進するとされ、胎児や乳幼児の脳だけでなく、成人の脳でも細胞の再生を促すと考えられているのです。

脳の神経細胞はいったんできあがると、死滅するだけで再生しないとされてきましたが、近年の研究で神経細胞も再生することがわかってきました。さらにビタミンDは脳内で、活性酸素の働きを抑えて神経組織を保護したり、自己免疫疾患から脳を守ったり、腫瘍細胞をアポトーシス（予定された死）に導いたり細分化したり、といった働きもしていると考えられています。

要するにビタミンDは、認知機能や精神・神経疾患と大きく関わる、脳を含めた中枢神経系にも働きかけるわけです。事実、うつ病、統合失調症、アルコール依存症の患者は、血中ビタミンD濃度が低いという研究結果があります（２０００年、フランクフルト大学シュナイダー博士ら）。

以下、主な精神・神経疾患とビタミンDの関係をみていきましょう。

◎うつ病

うつ病とは、不安や焦燥、無力感、悲しみなどの「抑うつ気分」と「興味・喜びの喪失」が、2週間以上にわたって毎日続き、生活に支障を来している状態をさすとされています。多くの場合、頭痛や不眠、胃炎、食欲不振あるいは過食などの身体症状を伴い、重症になると社会生活を営めなくなるだけでなく、希死念慮にとらわれて最悪の場合は自死に至ることもあるため、注意が必要です。それに対して、軽いうつ状態が続く場合を「気分変調症」と呼びます。また、うつ病、気分変調症、季節性うつ、双極性障害（躁うつ病）などをまとめて「気分障害」と呼ぶこともあります。

オランダのVU大学医療センターのホーゲンディク博士らは、65歳から95歳までの高齢者1282人を対象に、うつ病の重症度とビタミンD、副甲状腺ホルモン（PTH）の関連を調査しています（2008年）。その結果、うつ病の重い人ほどビタミンDが少なく、逆にPTHは多いという相関関係がありました。

ワシントン大学のウィルキンス博士らも、軽度のアルツハイマー病患者40人、気分障害患者40人を対象に、高齢者におけるビタミンD状態を調査しています（2006年）。その結果、血中ビタミンD濃度は平均18・58ng／mlで、58%の人は20ng／ml以下という低い値でした。しかもビタミンD欠乏の人は、そうでない人に比べて、認知症の人が2・8倍、気分障害の人が11・69倍という非常に大きな差があったのです。

また日本では少ないのですが、北欧などでは「季節性うつ（SAD）」の患者がかなりいます。冬季になると発症するうつで、日照の少なさ、あるいは昼の短さが関与しているとされ、血中ビタミンD濃度が低いとSADを発症しやすいことがわかっています。患者の80%は女性といわれ、症状としては過睡眠、嗜眠《しみん》、炭水化物願望（甘いものを欲しがる）、サーカディアン・リズムの変調などがみられます。サーカディアン・リズムとは、睡眠など生物がもつ一日のうちの周期のことで、概日リズムと訳されます。

SAD患者を対象とした研究には、米国のユニオン・メモリアル病院とジョンズ・ホプキンス大学のグロス博士らのものがあります（1999年）。この研究によれば、15人のSAD患者に対して、8人にはビタミンDを投与、7人には光線療法を実施したところ、両群とも血中ビタミンD濃度が高まり、濃度の高さとうつの改善度とに相関関係がみられたそうです。なおその改善度は、光線療法（36%）よりもビタミンD投与（74%）の方が有効でした。

これらの研究結果から、うつ病の予防と治療にビタミンＤが役立つ可能性があると思われます。

◎統合失調症

統合失調症は思考や感情がまとまりにくくなり、妄想や幻覚が生じることもある精神障害です。脳内の神経伝達物質のバランスが崩れたり、ストレスが強くかかったりすることが相互作用して発症するとされていますが、根本的な原因は不明です。

ただし近年の研究によって、母親のビタミンＤ不足が発症リスクの一つではないか、と考えられるようになってきました。ビタミンＤは先に述べたように、脳の神経細胞の分化・成長を促し、保護する働きがあります。したがって、母親のビタミンＤ不足は胎児の脳にマイナスの影響を与え、発症のリスクをもたらす可能性があるのです。また、生後１年間にビタミンＤを補充すると、男性では発症リスクが低減するという報告もあります（２００４年、オーストラリア、クイーンズランド大学マックグラス博士ら）。

◎アルツハイマー型認知症、パーキンソン病

アルツハイマー型認知症は日本人の認知症のなかで最も多く、脳出血や脳梗塞などが原因の脳血管型認知症が急激に進行することが多いのに対し、徐々に進行するという特徴があります。症状の中心は病名のとおり認知障害で、記憶・見当識・学習・注意などが徐々に障害されていきます。見当識とは「今はいつ」「ここはどこ」といった時間や場所を含めて、自分の周囲を正しく認識する能力です。そして病気が進行すると、外出先から家に帰れなくなったり、徘徊《はいかい》やせん妄、失語や失行が現れたりします。

パーキンソン病は、脳内の神経伝達物質の一つであるドーパミンの不足によって起こります。症状としては、安静時の震えや関節の固縮、小刻み歩行、小声症などの運動症状と、自律神経の障害からくる便秘や垂涎《すいぜん》、起立性低血圧、排尿障害などの非運動性症状とがみられます。また多くの場合、認知症を合併することがわかっており、認知症発症リスクは健常者の5～6倍ともいわれています。

アルツハイマー型認知症とパーキンソン病では共に、脳の海馬という記憶を司る部分で、神経成長因子（NGF）や脳由来神経栄養因子（BDNF）の量が少なくなっています。

言い換えれば、このことがアルツハイマー型認知症とパーキンソン病の発症を促している可能性があるので、ＮＧＦやＢＤＮＦの合成を促進するビタミンＤには、両疾患への予防・治療効果が期待されるのです。

ビタミンＤにはまた、活性酸素の働きを抑えて神経細胞を保護する作用があります。パーキンソン病では特に活性酸素の増加や、活性酸素を無害化する作用の強い物質・グルタチオンの減少が発症要因の一つだとされています。したがって、この面からもビタミンＤの効果が期待されます。

両疾患とビタミンＤに関するものとしては、２００８年に米国エモリー大学のエバット博士らが行った研究があります。アルツハイマー型認知症患者97人、パーキンソン病患者１００人、健常者99人を対象に血中ビタミンＤ濃度を測定したところ、ビタミンＤ不足の人はアルツハイマー型認知症患者で41％、パーキンソン病患者で55％、健常者で36％という結果でした（図18）。さらに濃度の平均値は、アルツハイマー型認知症患者が34・８ng／mℓ、パーキンソン病患者が31・９ng／mℓ、健常者が37・０ng／mℓでした。この結果から、特にパーキンソン病患者は顕著にビタミンＤが不足していることがわかります。

弘前大学グループの佐藤博士らの研究（２００５年）では、パーキンソン病患者は健常

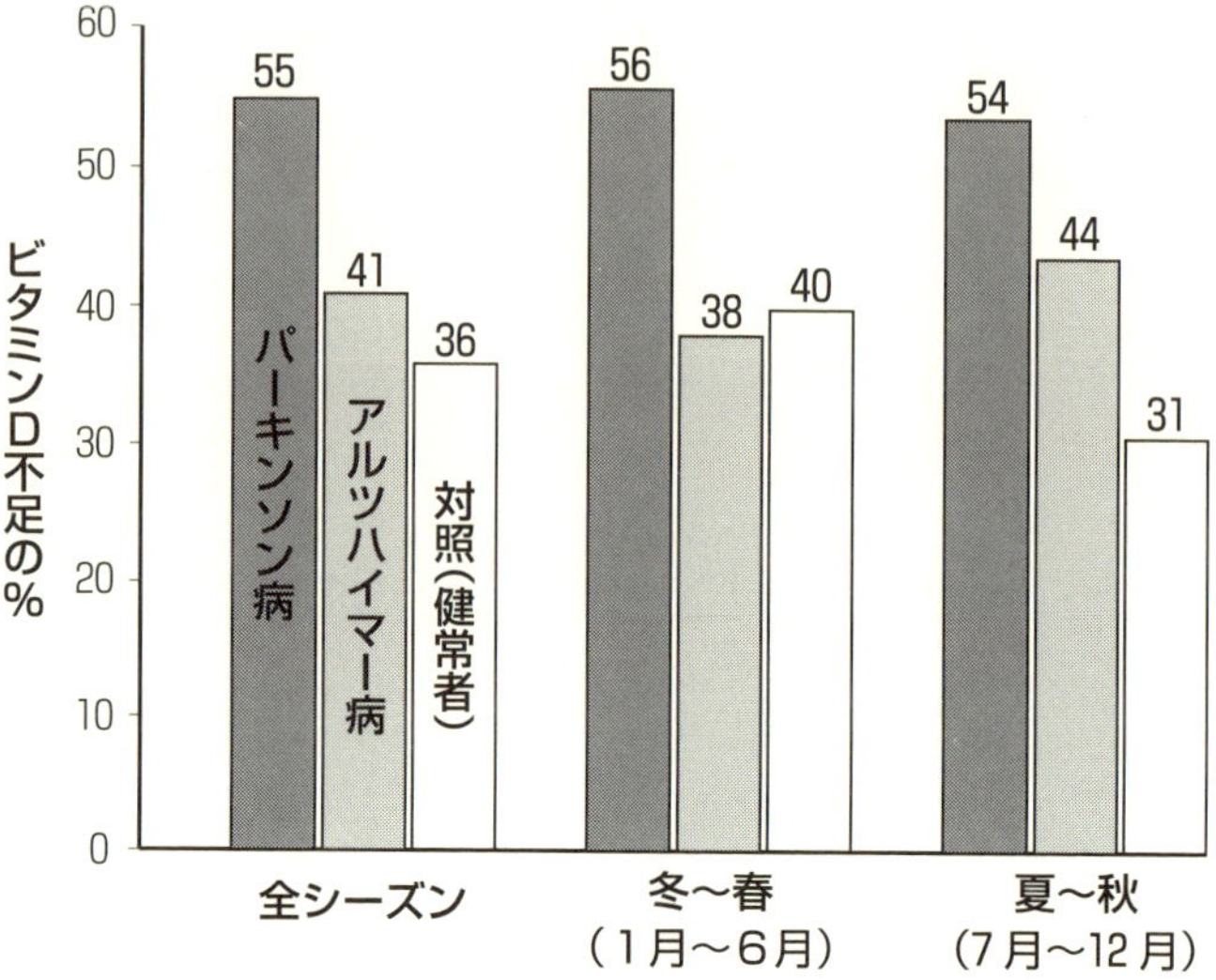

図18　パーキンソン病、アルツハイマー病、健常者におけるビタミンD不足の頻度

（Evatt M et al, 2008）

者に比べて血中の活性型ビタミンD濃度が低く、骨密度が低い人はより低い値を示しました（図19）。

イギリスのエグゼター大学のリュエリン博士らは、65歳以上の人858人を6年間追跡調査し、認知能力の低下と血中ビタミンD濃度との関係を調査しています（2010年）。その結果は、ビタミンD不足（25 nmol／ℓ未満）の人たちは、充足している人たち（75 nmol／ℓ以上）に比べて、認知能力の低下リスクが60％も多いという

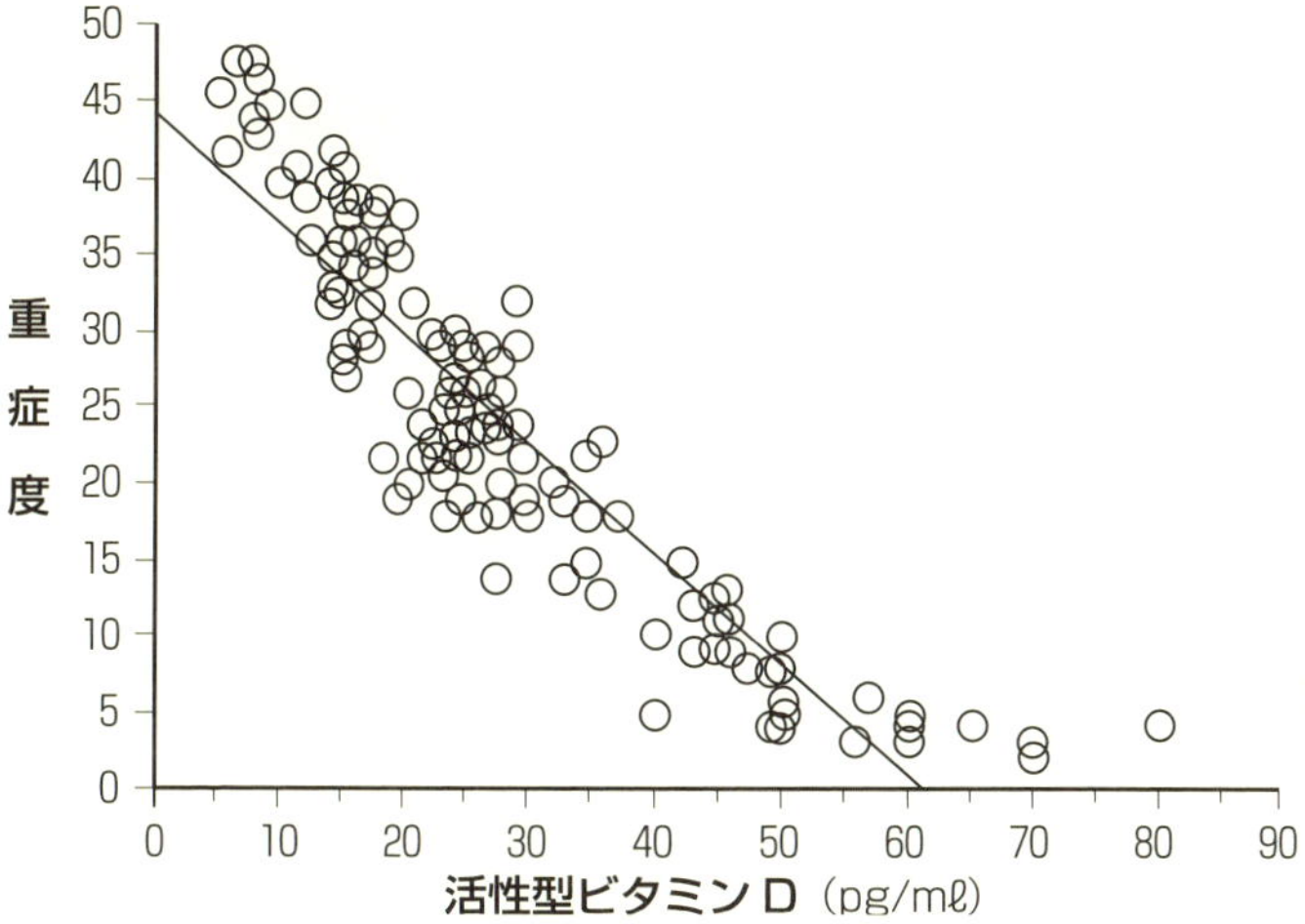

図19　血中の活性型ビタミンD濃度とパーキンソン病重症度

(Sato Y et al, 2005)

ものでした。さらに、パーキンソン病患者にビタミンDを補充すると進行が遅くなるという報告もあります。

アルツハイマー型認知症とパーキンソン病では、骨密度と骨量が低いことによる骨折のリスクを抑えるためにも、病気自体の発症と進行を防ぐ観点からも、ビタミンDの補充が重要といえます。

◎中枢神経系腫瘍

中枢神経系とは脳と脊髄をさします。中枢神経系の腫瘍は、脳細胞をはじめ、硬膜、クモ膜、血管などさまざまな組織に生じ、良性のものから悪性のガンまで度合いも異なります。なかでも特に問題となるのはガンですが、近年、ガンの増殖と転移に、テネイシンという細胞外マトリックスが重要な役割を担っていることがわかってきました。

細胞外マトリックスとは、細胞外の空間を満たす物質で、細胞同士を接着する足場としての役割や、細胞増殖因子を保持・提供する役割などを果たしています。人を含めた脊椎動物における主な細胞外マトリックスは、コラーゲンやプロテオグリカンなどの糖タンパク質です。

テネイシンにはガンの成長促進・浸潤・血管新生などの作用があるため、この作用を阻害することができれば、ガンの増殖と転移を抑えることができます。そこで、テネイシン阻害薬の開発が進められていますが、ビタミンDにも、テネイシンの作用を抑制してアポトーシスへと誘導する働きがあることがわかってきました。詳しい研究はこれからですが、ビタミンDには近い将来、中枢神経系腫瘍の薬として治療の一翼を担うことが期待されています。

その他

◎気管支ぜんそく

気管支ぜんそくとは気管支に慢性的な炎症が起こった状態で、アレルギー型と非アレルギー型があります。アレルギー型は、排気ガスやタバコの煙、ダニやホコリ、食物や薬、ストレスなど、さまざまなものが原因となってアレルギー反応が引き起こされ、発症します。非アレルギー型は、細菌やウイルスなどへの感染がきっかけとなって発症します。

「気管支ぜんそく」と聞いて大多数の人が連想するのは発作だと思いますが、気管支ぜんそくには「即時型反応」と呼ばれる発作と、「遅発型反応」と呼ばれる慢性的な症状があり、より問題なのは、実は遅発型反応です。発作は苦しくはあるものの、気管支拡張剤などを適切に用いることで、比較的コントロールしやすくなっています。ところが遅発型反応は、コントロールが難しいのです。

というのも、発作が治まった後も、発作を引き起こす化学物質は分泌され続けていて、その作用によって気管支の炎症や収縮が慢性化してしまうのです。しかも炎症が長引くと、好酸球という免疫細胞の一種が増殖し、活性酸素などを放出して気管支を傷つけるため、気管支がいっそう過敏になって、さらにひどい発作を誘発します。このような悪循環に陥るため、気管支ぜんそくは慢性化すると完治するのが難しい病気ですが、ここでもビタミンDが発症のリスクを軽減することがわかってきました。

2007年にマサチューセッツ・ゼネラル病院のカマーゴ博士らは、1194組の母子を対象に、妊娠中の母親のビタミンD摂取量と、生まれた子の気管支ぜんそく発症率との関係を調査しています。それによれば、妊娠中に摂取したビタミンDが659〜1145IU／日の母親から生まれた子は、60〜445IU／日の母親から生まれた子よりも、発症リスクが61％も低いという結果が出ています。母親のビタミンD摂取量が100IU／日増加するごとに、子の発症リスクが漸進的に減っているのです。さらにカマーゴ博士らは、母親の臍帯血《さいたいけつ》中のビタミンD値が低いほど、生まれた子の乳幼児期のぜんそく発症が多かったと報告しています（2011年）。

慈恵医大の浦島博士らは、学童期の子を対象に、季節性インフルエンザとビタミンDの関係を調査し、同時にぜんそく発作との関連も調べています（2010年）。インフルエンザに対してもビタミンＤは有効だったのですが、気管支ぜんそくの既往症のある児童では、ビタミンＤ補充によってぜんそく発作の発症が83％減少した、という結果も得られています。

気管支ぜんそくの子（６～14歳）の血中ビタミンＤ濃度を測った研究では、６１６人中１７５人（28％）が30ng／mℓ以下とビタミンＤ不足でした。しかも血中ビタミンＤ濃度は、気管支ぜんそくの重症度を測る指標である総IgEや好酸球数と、負の相関を示していました（２００９年、ハーバード大学ブレム博士ら）。つまり、気管支ぜんそくが重症であるほど、血中ビタミンＤ濃度が低かったのです。

これらの研究結果は、ビタミンＤを多めに摂ることで、気管支ぜんそく発症のリスクを抑えられる可能性を示しています。

◎肺機能障害

慢性閉塞性肺機能障害（ＣＯＰＤ）は、呼吸機能が急速に低下していく進行性の病気です。健常者でも加齢とともに呼吸機能は低下していきますが、ＣＯＰＤでは機能低下が急

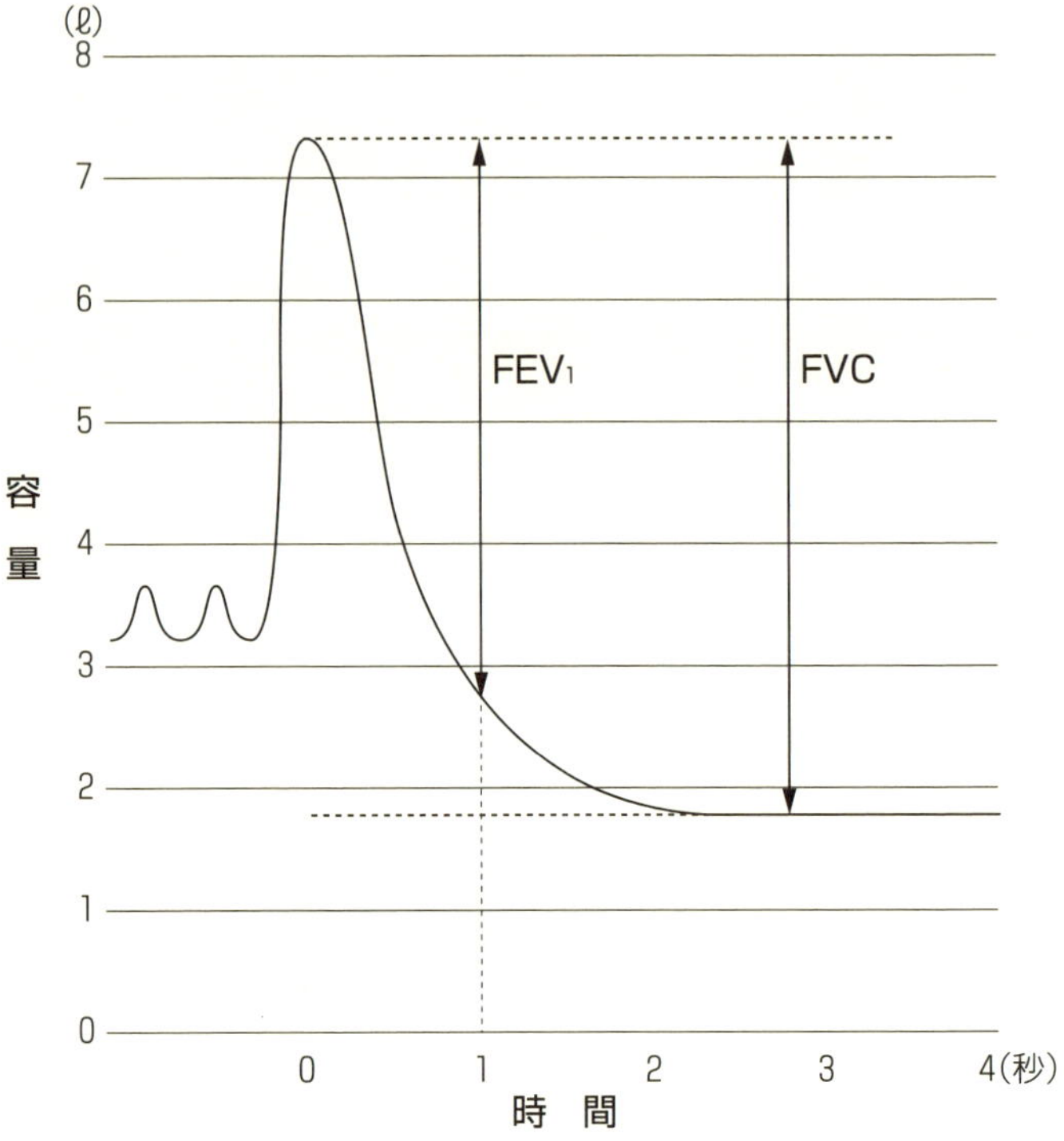

図20　肺機能検査（正常例）

激に起こるため、日常生活に大きな支障を来します。ところがこれまで、治療法として確立しているのは禁煙だけというのは困難な状況だったのです。しかし近年、肺機能もまたビタミンDと関連していることがわかってきました。

診断に際しては呼吸機能検査が行われ、これには2種類の肺活量が使われます。努力肺活量（FVC）と1秒間の呼出量（FEV$_1$）です。FVCとは、息を思いきり深く吸い込んで一気に吐き出したときの、吐き出した空気の量の最大値と最低値の差をさします。FEV$_1$とは、FVC測定の際の最初の1秒間に吐き出した空気の量の最大値と最低値の差をさします（図20）。FVCとFEV$_1$の値が小さいほど呼吸機能が低く、COPDが重症だと診断されます。

このFVC・FEV$_1$とビタミンDの関係を調べた研究があります。オークランド大学のブラック博士とスクラッグ博士が2005年に行った研究で、20歳以上の1万4091人を対象にしています。結果は、血中ビタミンD濃度が85・7nmol/ℓ以上の人は、40・4nmol/ℓ以下の人に比べて、FVCで平均172㎖、FEV$_1$で平均126㎖多いというものでした。さらに、身体活動やビタミンD補充、牛乳摂取などの違いを考慮に入れても、FVCが平均142㎖、FEV$_1$が平均106㎖多いという結果でした。

この研究結果からは、呼吸機能とビタミンDが強い相関関係を持つことがわかります。したがってCOPD患者に対しても、ビタミンDが呼吸機能の改善に役立つことが期待できます。

◎疼痛

慢性疼痛とは、日常生活に支障を来すような痛みが数カ月以上にわたってほとんど毎日続いている状態をさします。原因となる病気やけがは人それぞれで、必ずしもガンや関節リウマチのような長期にわたる疾患や、大きなけがなどが原因とは限りません。また、原因である疾患が治った後も、痛みだけ続くことがしばしばあります。これには、疼痛の刺激が神経系を過敏にして痛みの回路ともいえるものを構築してしまうことや、心理的な要因などが絡んでいるとされています。

米国メイヨー・クリニックのトウマー博士らは、総合疼痛リハビリテーションセンターに入院した慢性疼痛患者267人のデータを用い、血中ビタミンD濃度との関係を解析しています（2008年）。解析にあたっては、血中ビタミンD濃度が20ng／mℓ以上は適切、未満は不適切とし、最初に全員を区分したところ、不適切な人は25％でした。その上で、オピオイド系鎮痛薬（モルヒネ、フェンタニル、オキシコドンなど）の使用量とビタミンDとの関連をみると、ビタミンD不適切群では薬剤投与量がモルヒネ相当で平均133・5mg／日であったのに対し、ビタミンD適切群では70・0mg／日と、約半分で済んでいた

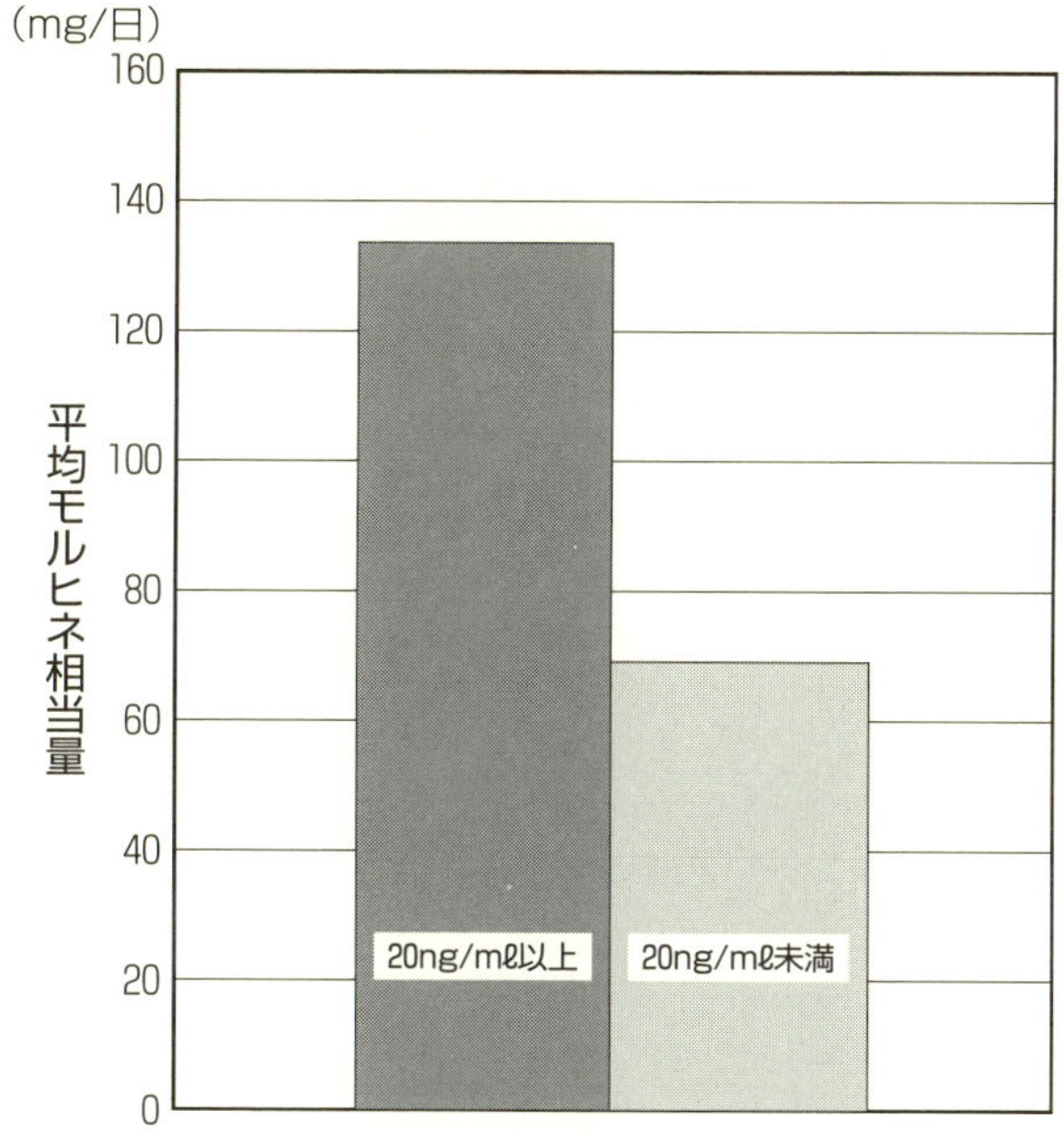

図21　オピオイド摂取とビタミンD適正

（Tumer MK et al, 2008 より一部改変）

のです。しかも使用期間も、不適切群では平均71・1カ月であったのに対し、適切群では43・8カ月と、6割程度で済んでいました（図21）。この解析結果からは、慢性疼痛の知られざる原因として、ビタミンD不足があるのではないかと推察されます。

同じメイヨー・クリニックのプロトリコフ博士とクイッグレイ博士の研究（2003年）では、慢性および亜急性の筋骨格系疼痛患者150人のうち、ビタミンDが不適切な人は93%に上ったと報告されています。さらに、下背部・頸部・肩・臀部《でんぶ》・下肢などに生じる強い筋骨格系の疼痛には、オピオイド系鎮痛薬も非ステロイド系鎮痛薬も効果がなかったのに、ビタミンDの投与で痛みが緩和したという報告もあります。

ビタミンD投与による疼痛の緩和に関しては、ほかにも研究があります。ジョンズ・ホプキンス大学のグロス博士らが、鎮痛薬に反応しない低ビタミンD状態の疼痛患者5人にビタミンDを投与したところ、全員7日以内に疼痛が軽減し、そのうち1人は痛みが消失したのです。この患者は数カ月後に痛みが再発しましたが、再びビタミンDを投与すると痛みが軽減しました（1991年）。同様の報告がカナダのアルバータ大学のシュバルフェンバーグ博士らからもなされています。

これまで慢性疼痛の治療法にビタミンDはあがっていませんでしたが、今後は有望な選択肢の一つとして考慮すべきではないでしょうか。

◎慢性肝疾患

肝疾患は慢性化すると肝炎から肝硬変へと進み、最終的には肝ガンに至ります。肝臓は沈黙の臓器といわれるとおり自覚症状がなく、気づいたときには症状がかなり悪化していることが多いのです。そのため予防的な対処法が重要な意味を持ちますが、肝疾患にもビタミンDが関わっていることがわかってきました。

慢性肝疾患患者118人（C型肝硬変43人、C型慢性肝炎57人、非C型肝硬変18人）の血中ビタミンD濃度を測定したところ、94％の人がビタミンD欠乏であるという結果が出たのです（2008年、テネシー大学ナイル博士ら）。さらにその3分の1は重度のビタミンD欠乏で、特に肝硬変の人に多いこともわかりました。

肝機能そのものへのビタミンDの影響については今後の研究を待つところですが、少なくとも末期の肝機能障害に伴う骨粗鬆症については、ビタミンD投与が予防効果を発揮すると考えられています。

◎筋力低下

ビタミンDが筋力と関連することは比較的昔から知られていて、１９３０～40年代のドイツなどではスポーツ選手に日光浴をさせて運動能力の向上を図っていたようです。当時はまだ、経験的にビタミンDが筋肉量に関係するらしいといわれていただけですが、測定機器の発達などによって近年、ビタミンDと筋力の関係がきちんとわかるようになってきました。特に最近は高齢者の転倒・骨折の最大の原因が筋力低下であり、転倒・骨折が寝たきりにつながることから、高齢者のＱＯＬ（生活の質）向上の観点からもビタミンDに注目が集まっています（図22）。

筋力は筋肉の量に比例しますが、筋肉量は加齢とともに減少します。特に下肢の筋肉は、40歳以降は年に０・５％ずつ、50歳以降は１％ずつ減少し、65歳以降は減少速度が加速して80歳までに30～40％が失われるといわれています。その原因としては、活動の低下、活性酸素などの害の蓄積、成長ホルモンや性ホルモンの分泌低下、タンパク質合成能力の低下、低栄養、特にタンパク源であるアミノ酸の摂取不足などがあげられます。さらに運動神経の機能低下や、神経と筋肉の接合部の劣化などが運動能力の低下を招き、転倒しやす

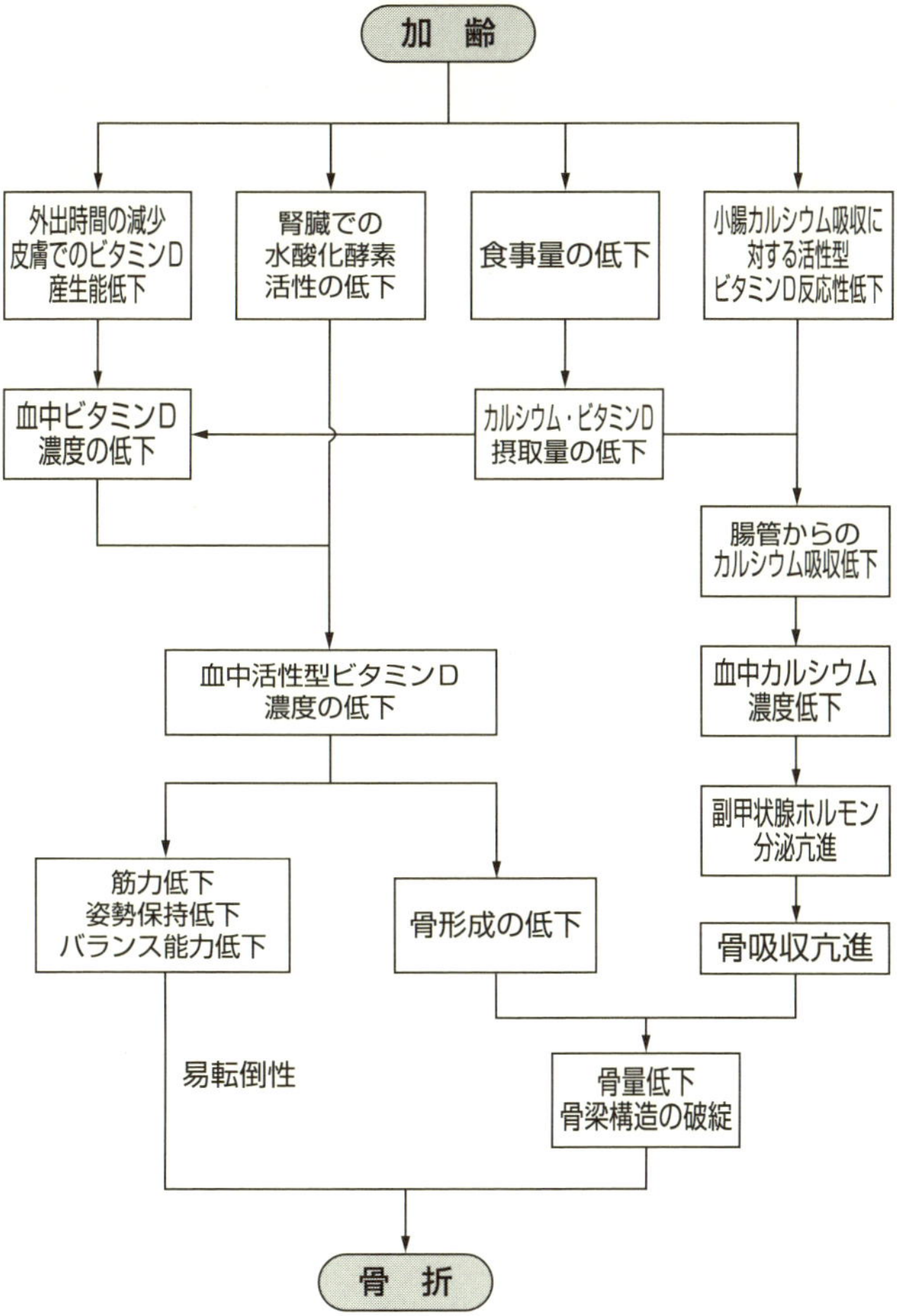

図22 加齢に伴う血中ビタミンDと転倒・骨折

（白木正孝、2005より改変）

くなります。

筋肉量を増やして筋力低下を防ぐには、運動量を増やしたり、タンパク質をたくさん摂取したりすればよいわけですが、ビタミンD摂取も筋力低下の防止に効果があると考えられています。というのも、筋肉にはビタミンD受容体があり、活性型ビタミンDが直接筋肉に作用するからです。

筋肉には手足の筋肉などの「骨格筋」と内臓の筋肉などの「内臓筋」がありますが、ここでいう筋肉は骨格筋をさします。骨格筋には酸素を利用して持続的に収縮する遅筋（赤筋）と、ピルビン酸を利用して瞬発的に収縮する速筋（白筋）がありますが、ビタミンDが欠乏すると、特に速筋が萎縮して転倒しやすくなることがわかっています。速筋が萎縮すると反射的な動作ができなくなるため、つまずいた際にとっさの動きができず、転倒してしまうのです。

久留米大学の佐藤博士らの高齢女性42人を対象にした研究（２００２年）によれば、血中ビタミンD濃度が充足している人たちは、不足している人たちに比べて、Ⅱ型筋繊維（速筋）の直径の平均値が2倍以上という結果が出ており、ビタミンD不足は筋肉の萎縮を招くことがわかります。

表８　３年間での身体能力低下と血中ビタミンD値

（Wicherts S et al, 2007より一部改変）

血中ビタミンD（症例数）		身体能力低下オッズ比
<10 ng/mℓ	（89例）	2.21
10～<20	（347例）	2.01
20～<30	（348例）	1.56
≧30	（195例）	1.0

ビタミンDと筋力低下の進行度合いを調べた研究もあります。オランダVU大学医療センターのビサール博士らの研究（２００３年）では、調査開始時に血中ビタミンD濃度が25 nmol／ℓ未満だった人たちは、50 nmol／ℓ以上の人たちに比べて、３年間で握力低下が２・57倍、筋肉量減少が２・14倍でした。さらに、同医療センターのウィヘルト博士らの研究（２００７年）では、ビタミンDと身体能力（歩行テスト、椅子起立などの合計スコア）の関係を調査しています。それによれば、調査開始時に血中ビタミンD濃度が10 ng／mℓ未満だった人たちは、30 ng／mℓ以上だった人たちに比べて、３年後の身体能力の平均低下度は２・２倍でした（表８）。この二つの研究からは、血中ビタミンD濃度が低い人たちほど、筋力や身体能力の低下が著しいことがわかります。

では、筋力の保持や転倒・骨折の予防には、いったいどれくらいビタミンDが必要なのでしょうか？　いくつかの研究では、血中ビタミンD濃度を66～84 nmol／ℓ程度に維持すれば、下肢の筋力が改善することが示されています。また、血中ビタミンD濃度が65 nmol／ℓ以上になると高齢者の筋力改善と転倒予防になり、84 nmol／ℓ以上では骨折リスクが少なくなるという研究結果もあります（２００８年、米国タフト大学ドーソン博士ら）。

投与量に関しては、ビタミンD製剤を投与すると転倒リスクが減少するという研究結果もありますが、大量に投与すると逆に転倒リスクが増えるという研究結果もあり、どのくらいの量が適正かははっきりとわかっていません。

ところで皆さんは、アフリカ系アメリカ人の「骨折パラドックス」をご存知でしょうか？アフリカ系アメリカ人はメラニン色素が多く、皮膚で作られるビタミンDの量が少ないため、白人に比べて血中ビタミンD濃度が低いのですが、それにもかかわらず骨折のリスクが白人より低いというパラドックスがあるのです。通常ならば、血中ビタミンD濃度が低いほど、骨折のリスクは高くなるはずなのにです。もう少し詳しくいうと、アフリカ系アメリカ人は大腿骨頸部骨折のリスクが低く、閉経後の女性でも、白人に比べて骨粗鬆症発症と骨折のリスクがいずれも半分にとどまっているのです。

このパラドックスを解明するために多くの研究がなされていますが、彼らを骨折から守る因子として以下のような項目が挙げられています。

①　骨量、骨密度が高い
②　筋肉量が多い
③　骨の回転率が低い（再構築〜破壊〜再構築までの１サイクルが長い）
④　幾何学的に骨が有利な構造をしている（たとえば大腿骨頸部軸が短い、等）
⑤　若年成人での骨形成期間がより長い
⑥　ビタミンＤ受容体遺伝子の相違

思春期の少女を対象にした調査（２００８年、ニューヨーク・ウィントロープ大学病院、アロイア博士ら）では、アフリカ系アメリカ人の少女は白人の少女よりもカルシウムの吸収が多く、腎臓でのカルシウム保持に優れているという結果が出ています。

また、通常ならば副甲状腺ホルモン（ＰＴＨ）が高いと骨量が低くなりますが、アフリカ系アメリカ人の成人ではそうなりません。腎臓でのカルシウム保持能力が高いためです。ただし、加齢とともにその能力も低下していきます。

第3章
ビタミンDの正しい摂り方

現代人はビタミンD不足

◎日本人のビタミンD摂取目安量と充足率は?

　ビタミンDには、実にさまざまな働きのあることがおわかりいただけたと思います。ビタミンDは、身体機能を健やかに維持するために欠かせない、必須ホルモンなのです。しかし、私たち現代日本人はビタミンDが十分に足りているかといえば、不足しているのが現状です。実に多くの人々がビタミンD不足なのです。

　まず、私たちにはどれくらいのビタミンDが必要か、という点からみていきましょう。厚生労働省の「日本人の食事摂取基準(2010年版)」によれば、ビタミンDの1日の摂取目安量は5・5μg、上限量が50μgです(18歳以上、男女とも)。この目安量は、国内外のいくつかの調査・研究に基づいて、骨密度の低下を招かないために最低限必要な血中ビタミンD濃度を20ng/mℓ(50nmol/ℓ)とし、それを維持するのに必要な摂取量を推定したものです。

言い換えれば、1日に食事から摂取するビタミンDが5・5㎍以下だと、血中ビタミンD濃度が20ng／㎖よりも低くなってしまい、カルシウムを吸収したり利用したりする能力が下がります。その結果、骨密度が低下して、骨粗鬆症などを発症するリスクが高くなってしまうのです。

では、厚労省が決めた食事摂取基準で十分かというと、そうでもなさそうです。研究者たちが提唱する血中ビタミンD濃度の充足域は20～44ng／㎖（50～110nmol／ℓ）で、20ng／㎖（50nmol／ℓ）はあくまでも最低ラインなのです。しかも近年では、最低ラインをもっと高めにして、充足域を30～32ng／㎖（75～80nmol／ℓ）程度に設定すべきだとする人たちもいます。

ところで、実際に日本人はどの程度の血中ビタミンD濃度があり、どの程度のビタミンDを食事から摂取しているのでしょうか？　神戸薬科大学の岡野博士らは、平均年齢65・7歳の高齢女性462人の調査を行っています（2004年）。その結果は、全体の平均血中ビタミンD濃度が20・0ng／㎖と、最低限必要な濃度ぎりぎり。20ng／㎖未満のビタミンD不足が55％と過半数を占め、10ng／㎖未満のビタミンD欠乏の人も2・2％いました。近年、研究者の推奨している30ng／㎖以上の人はわずか5・6％でした（図23）。高

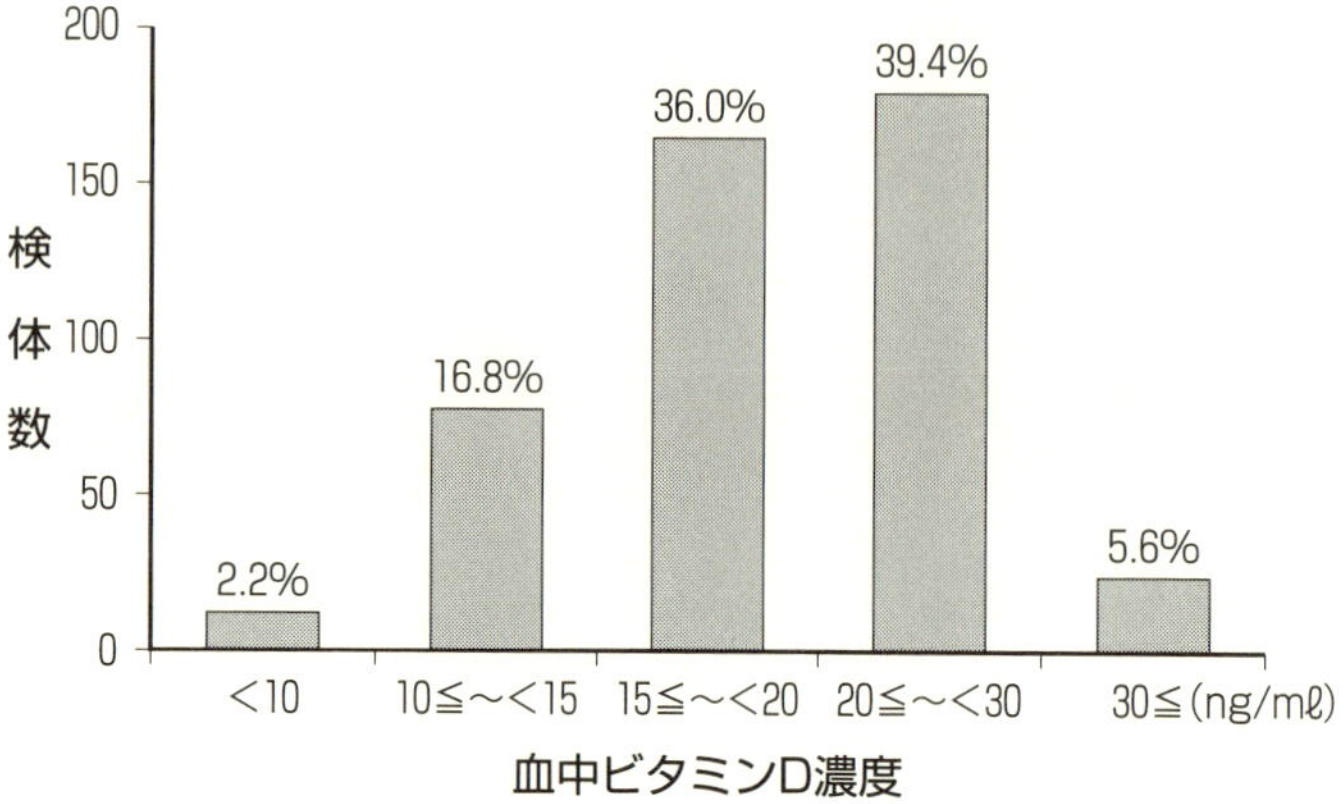

図23　日本人高齢女性の血中ビタミンD濃度

（岡野登志夫ほか、2004より改変）

齢女性の調査では、平均年齢63・5歳の600人を対象にした調査（2008年、新潟大学・中村博士ら）などもありますが、やはり同様の結果が出ています。

では、高齢女性以外の人たちはどうでしょうか？　虎ノ門病院の木下博士らが職員99人（21〜63歳）を対象に行った調査（2007年）では、血中ビタミンD濃度が25ng／mℓ以下の人が77％を占めていました。つまり、4分の3以上の人がビタミンD不足予備群もしくはビタミンD不足なのです。帝京大学の岡崎博士らも、日本人の成人調査の結果、70〜80％は血中ビタミンD濃度が25ng／mℓ以下と報告しています（2008年）が、実はビタミンD不足は青少年にも多いのです。

神戸薬科大学の津川博士らが中学1年生、高校1年生・3年生の380人を対象に測定したところ、平均血中ビタミンD濃度は、男子が24・3ng/mℓ、女子が21・1ng/mℓでした。育ち盛りで、体力的にもピークの若者たちでさえ、研究者の推奨する30ng/mℓには遠く及ばない結果だったのです（2007年）。

◎ビタミンD不足は世界的な現象

ビタミンD不足は、日本人だけの問題ではありません。ヨーロッパを中心とする25カ国7564人の閉経後の骨粗鬆症女性が対象という大規模な調査があります（2001年、オランダ、ブリージェ大学リップス博士ら）。全体では、血中ビタミンD濃度が20ng/mℓ未満のビタミンD不足の人は28・4%、そのうち10ng/mℓ未満のビタミンD欠乏の人は4・1%でした。なんと4分の1以上の人がビタミンD不足だったのです。

国・地域別にみると、平均血中ビタミンD濃度が30ng/mℓ以上の推奨域の国は、シンガポール、オーストラリア、ノルウェー、スウェーデン、オーストリア、カナダのみで、あとは平均血中ビタミンD濃度が30ng/mℓ以下でした。赤道直下のシンガポールと、オゾンホールが問題になっているオーストラリアで血中ビタミンD濃度が高いのはうなずけますが、日照の弱い高緯度地域で血中ビタミンD濃度が高いのは不思議です。実は高緯度地域では、日照不足を補うためにビタミンDのサプリメントを摂取することが多く、また、ビタミンDが豊富な魚を食べることが多いため、血中ビタミンDが充足していると考えられています。

では、日照が多い国ならばビタミンD不足の人はいないかというと、決してそうではありません。ブラジルのサンパウロ大学のピーター博士らの調査では、16~20歳の健康な青年136人のうち60%がビタミンD不足でした（2009年）。さらに日光照射が十分なハワイでも、平均年齢24歳の93人のうち、ビタミンD不足の人が半数を占めるという結果が出ています（2007年、ウィスコンシン大学ビンクレイ博士ら）。

前出のブリージェ大学のリップス博士らが行った、日本や韓国、タイなどアジアの国々を含めた調査もあります（表9）。18カ国2589人の骨粗鬆症女性を対象としたもので、ビタミンD不足と欠乏の頻度を出しています。それによれば、全体としてはビタミンD不足（20ng／mℓ未満）の人が30・8%、そのうちビタミンD欠乏（9ng／mℓ未満）の人が2・8%と、約3分の1の人がビタミンD不足でした。また、ビタミンD不足の国ワースト5

表9 国・地域別のビタミンD欠乏・不足の頻度

(Lips D et al, 2006より一部改変)

地域	国(人)	平均年齢(歳)	各血中ビタミンD域値(ng/mℓ)未満の頻度(%)				
			9未満	15未満	20未満	25未満	30未満
ヨーロッパ(1020)	スウェーデン(150)	70.2	0.0	3.3	12.7	26.0	37.3
	イギリス(98)	70.3	3.1	28.6	40.8	60.2	74.5
	ドイツ(100)	70.2	7.0	15.0	33.0	54.0	68.0
	オランダ(50)	67.8	0.0	8.0	18.0	34.0	52.0
	フランス(199)	67.1	0.6	8.1	16.2	31.8	49.7
	スイス(173)	68.5	1.5	14.1	30.7	46.7	63.3
	ハンガリー(100)	65.2	0.0	4.0	16.0	31.0	56.0
	スペイン(150)	67.5	1.3	14.0	24.7	48.0	64.7
	計	68.4	1.6	11.7	23.8	41.2	57.7
中東諸国(401)	トルコ(150)	61.0	8.7	31.3	57.3	68.0	76.7
	レバノン(251)	67.5	9.6	34.3	58.2	76.5	84.9
	計	65.1	9.2	38.2	57.9	73.3	81.8
アジア(549)	韓国(101)	65.9	11.9	36.6	64.4	80.2	92.1
	日本(198)	68.4	0.5	13.6	47.0	75.8	90.4
	タイ(100)	67.1	0.0	2.0	12.0	30.0	47.0
	マレーシア(150)	67.0	0.7	4.0	11.3	28.0	48.7
	計	67.3	2.6	13.1	34.1	55.2	71.4
中南米諸国(415)	メキシコ(149)	65.6	1.3	8.1	29.5	51.0	67.1
	ブラジル(151)	67.6	0.7	6.0	15.2	29.1	42.4
	チリ(115)	62.6	0.0	7.8	19.1	30.4	50.4
	計	65.5	0.7	7.2	21.5	37.4	53.4
	オーストラリア(204)	67.5	1.0	7.8	23.0	44.1	60.3
全世界(2589)		67.1	2.8	14.3	30.8	48.7	63.9

は、韓国（血中ビタミンD濃度が20ng／㎖未満の人が64・4％）、レバノン（58・2％）、トルコ（57・3％）、日本（47・0％）、イギリス（40・8％）となっています。

◎ビタミンD不足の人が年々増えている！

日本や米国のような先進国では栄養は足りているはずなのに、なぜかビタミンD不足が年々悪化しているというデータがあります。米国国立衛生研究所（NIH）のルッカー博士らが国民健康栄養調査のデータを用いて行った研究（2008年）では、1988〜1994年と2000〜2004年の2期の調査期間で、後期の方が平均血中ビタミンD濃度が5〜20ng／㎖も低かったのです。

同じデータを用いたコロラド大学のギンデ博士らの研究（2009年）では、平均血中ビタミンD濃度が、前期は30ng／㎖であったのに対し、後期は24ng／㎖と6ng／㎖低くなっていました。また、平均血中ビタミンD濃度が10ng／㎖以下の人は2％から6％に増え、逆に30ng／㎖以上の人は45％から23％に減っていました。

これらのデータからは、平均血中ビタミンD濃度は年々下がり、ビタミンD不足の人が増えていることがわかります。栄養が足りているといっても、それはカロリーが足りているだけで、ビタミンＤは不足しているのです。

もう一つ、面白い調査があるのでご紹介しましょう。ヘンリー・フォード病院のホップス博士らが行った研究（２００９年）で、調査対象は18歳以上のアラブ系女性87人です。博士らはヒジャブの有無によって以下のように分類し、ビタミンＤとの関係をみています。ヒジャブとは、イスラム教徒の女性がかぶる頭部を覆うスカーフのことです。

① ヒジャブをしていない
② ヒジャブをして、ビタミンＤの補充をしている
③ ヒジャブをして、ビタミンＤの補充をしていない

皆さんは、どのような結果になったと予想しますか？　平均血中ビタミンＤ濃度が最も低かったのは、予想どおり③でした（４ng／㎖）。では、次に低かったのは①でしょうか、それとも②でしょうか？　結果は②が７ng／㎖、①が８・５ng／㎖で、２番目に低かったのは②でした。ビタミンＤの充足には、日光に当たることがいかに大事かわかる結果といってよいでしょう。

それにしても、いずれも血中ビタミンＤ濃度が１桁台とは、あまりにも低い数値です。

アラブ系の女性は、宗教上の理由で肌を露出しない人が多いことに加えて、乳糖不耐症で牛乳を敬遠しがちなためにカルシウム不足の人が多く、その結果、ビタミンD不足の人が多いといわれています。

◎ビタミンD不足の人は死亡率が高い

第2章でもビタミンD不足が脳・心血管病やガンを悪化させ、最悪の場合には死につながることを述べましたが、ビタミンD不足と死亡そのものの関連を調べた研究もあります。米国のアルバート・アインシュタイン医科大学のメラメド博士らは、第3次国民栄養調査に参加した成人男女1万3331人を対象に、血中ビタミンD濃度と全死亡、ガン死、脳・心血管病死との関係を、6～12年間にわたって追跡調査しました。すると、血中ビタミンD濃度が17・8ng／mℓ未満の人たちは、32・1ng／mℓ以上の人たちに比べて、全死亡率が26％も高かったのです。ガン死と脳・心血管病死も同様の結果でした（2008年）。

オーストリアのグラーツ大学のドブニッヒ博士らの研究（2008年）でも、血中ビタミンD濃度が7・6ng／mℓ未満の人たちは、28・4ng／mℓ以上の人たちに比べて、全死亡のリスクが2・08倍、心血管病死のリスクが2・22倍と、かなり高い結果になっています。

ビタミンD不足は命取りになる、といっても過言ではないのですが、残念ながらその危険性が知られていないために、日本でも、そして世界でも、ビタミンD不足の人があまりにも多いのです。

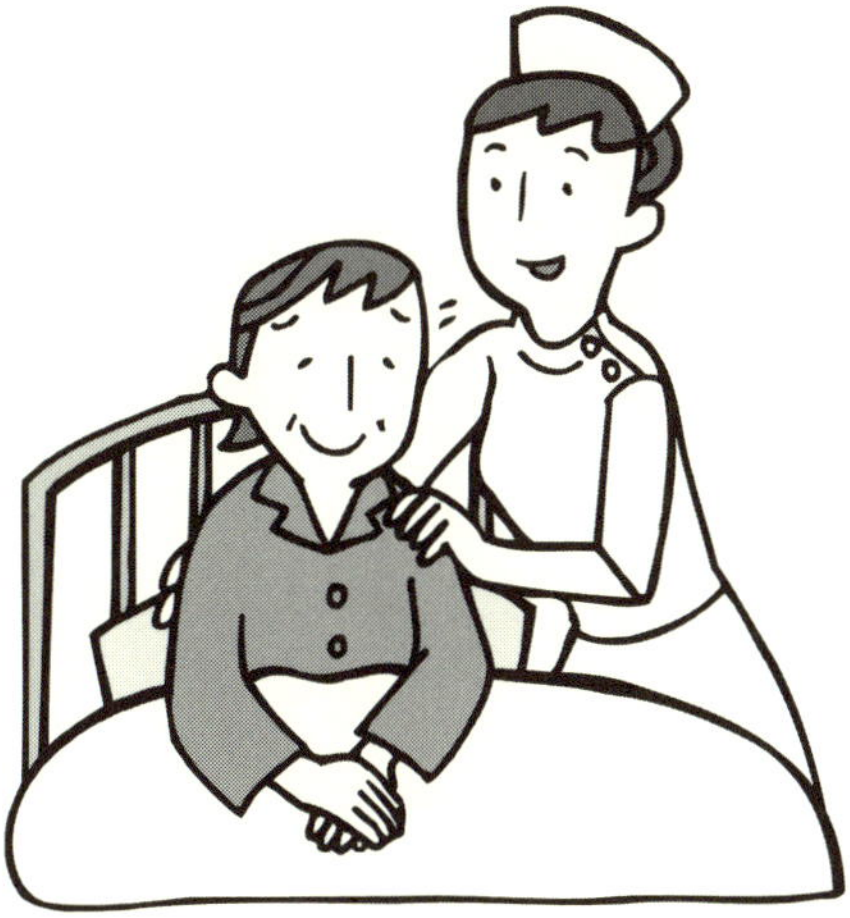

ビタミンDの過剰摂取

不足するとさまざまな害を引き起こすビタミンDですが、それならば、たくさん摂れば摂るほどよいかというと、そうではありません。摂りすぎにもまた害があります。

ビタミンDを過剰摂取すると、まず、腸管からのカルシウム吸収が亢進します。つまり、食べ物からどんどんカルシウムを吸収するようになります。さらに、骨からのカルシウム放出が促進されます。そしてこの二つが起こった結果、血中カルシウム濃度が高くなり、尿へのカルシウム排泄量が増えます。

また、血中カルシウム濃度が高くなると血中リン濃度も高くなり、リンの尿中への排泄量も増えます。このカルシウムとリンの長期にわたる大量排泄が続くと、腎尿管結石や腎機能の低下が起こるのです。さらに血中カルシウム濃度が高いことによって、体内の軟部組織の石灰化を招きます。

では、いったいどれくらいの量を摂れば、害が現れるのでしょうか？　日本人のビタミンDの1日の摂取日安量（成人）は5・5μg、上限量が50μgですが、上限量はこのくらいまでなら摂ってもよいという量であり、50μg摂ったら害になるというわけではありません。治療用に投与する場合などは、もっと大量のこともあります。

トロント・マウントサイナイ病院のスコック博士らは、ビタミンDの補充と過剰摂取に関する臨床試験において、健常な成人では1日に250μg（1万IU／日）摂取しても害がないことから、250μg／日を上限にしてもよいとしています（2007年）。さらにトロント大学のビース博士らは、高カルシウム血症などの例をみると、血中ビタミンD濃度が750nmol／ℓ以上の人ばかりであり、この状態はいずれも2500μg／日以上の量を何カ月も続けて摂取した後で起こっているものと述べています。

これらの研究から、ビタミンDは1日に250μg以内ならば問題なく、日本人の摂取目安量よりもかなり大量に摂ってもよいと考えられます。ただし、慢性腎不全の人は、健常者よりも少ない量でビタミンDの過剰摂取状態になります。したがってビタミンD投与に際しては、血中カルシウム濃度やリン濃度、副甲状腺ホルモン（PTH）などを測定し、医師の管理のもとで適切な量を投与する必要があります。

日光浴でビタミンDを補充するには

第2章で述べたようなさまざまな不調を防ぎ、健康を維持するには、血中ビタミンD濃度を適正な値に保つ必要があるわけですが、では、私たちは日常的にどうすれば、血中ビタミンD濃度を適正に保てるのでしょうか？　それには主に二つの方法があります。日光に当たって皮膚でビタミンDを合成する方法と、食事またはサプリメントからビタミンDを摂取する方法です。まず、日光浴によってビタミンDを補充する方法からみていきましょう。

日光浴といっても、紫外線に当たりすぎれば皮膚ガンなどを招く危険性もあり、日光に当たれば当たるほどよいというわけではありません。いったいどれくらい、日光に当たればよいのでしょうか？

ボストン大学医療センターのホリック博士によれば、当たってから24時間以内に肌がうっすらと赤くなる程度の強さの日光を、体表面積の6〜10％に浴びるとよいとしています。その上で、さらに血中ビタミンD濃度を高めるには、前述の強さの日光を体表面積の20％

に浴びると有効だとしています。体表面積の20％がどれくらいかというと、腕や下肢、顔、手などに日が当たれば大丈夫ということです。

時間的にはどうかというと、一般成人では春・夏・秋の3シーズンの間に1000〜1500分、つまり毎日約5分間、もしくは10〜15分を週2〜3日で十分とされています。日光の当たる面積が大きければ時間は短くてもよく、時間が長ければ面積は小さくてもよいわけです。また、当たる面積を大きくしたり、時間を長くしたりすれば、それだけビタミンDの産生量は多くなりますし、産生したビタミンDは無駄にはなりません。ビタミンDは脂溶性であるため、利用されなかった分は体脂肪内に貯蔵されるのです。

もちろん、冬も日光に当たった方がよいことは言うまでもありません。どの季節もそうですが、朝晩は日差しが斜めに射すために、単位面積あたりの日光照射量が少なくなります。非常に暑い時季を除いては、できれば午前10時から午後3時までの間に日光浴をするとよいでしょう。

ただし、色の黒いメラニン色素の多い人や高齢者は、同じ量の日光を浴びても作られるビタミンDの量は少なくなります。特に高齢者は、若い人の25％程度しかビタミンDを産生することができません（図24）。したがって高齢者は、先ほどの一般成人の目安時間の

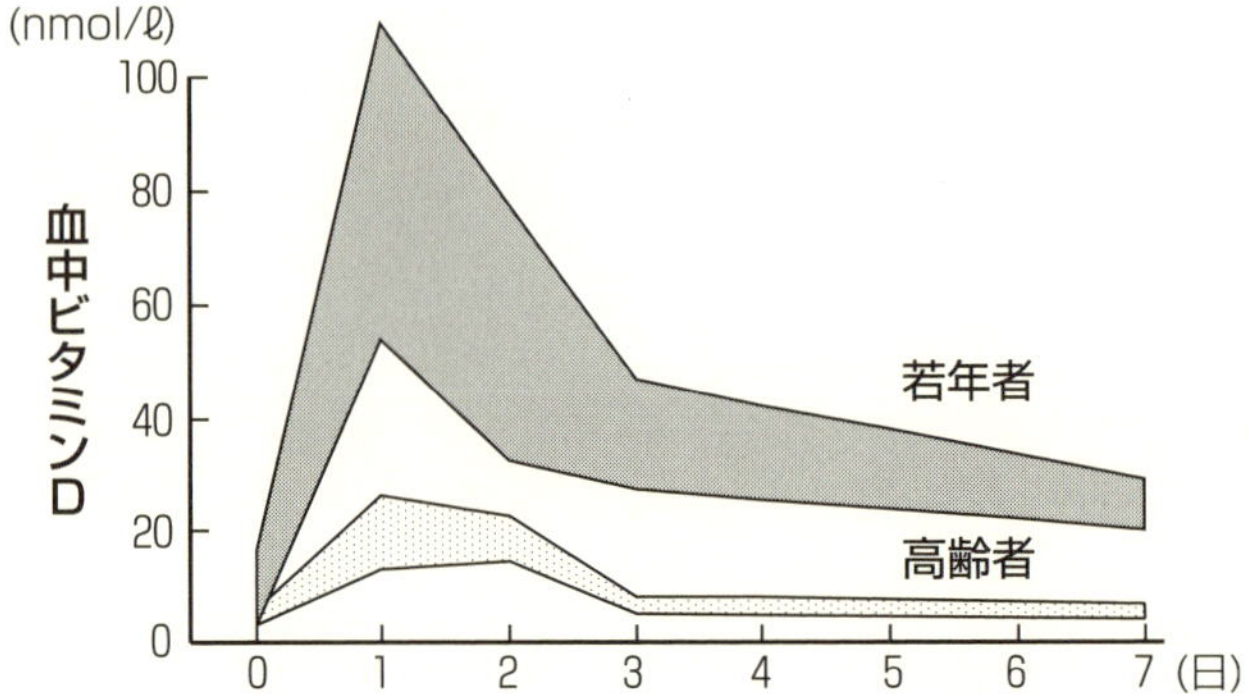

図24　1MED（最小紅斑発生量）１回日光照射後の血中ビタミンD濃度

(Holick MF, 2004)

4倍、毎日なら20分、週に2～3日なら1回に40～60分、日光浴をする必要があります。

日光に当たると皮膚ガンになるとか、シワやシミができると心配する人が多いのですが、ここに記した程度の日光浴であれば、その心配はありません。むしろ、日光に当たらないことでビタミンD不足に陥り、それによって引き起こされるリスクの方が格段に大きいのです。

食事でビタミンDを補充するには
～ビタミンDを多く含む食品～

次に、食事からビタミンDを補充する方法をみていきましょう。まず、食事からいったいどれくらいの量を摂ればよいかですが、先に述べたとおり、「日本人の食事摂取基準」(2010年版)では、18歳以上の人の1日の摂取目安量は5・5μg(220IU)です。

しかし、本当にこれで十分なのでしょうか?

ボストン大学のホリック博士は、ビタミンD不足がはなはだしい人以外は1日に20μg(800IU)を摂取すれば、ビタミンD不足を補えるだろうとしています(2007年)。そして、1歳以下の乳児はビタミンD不足の予防のために10～25μg(400～1000IU)/日と適度な日光浴が必要であり、日光が十分でない成人は20～25μg(800～1000IU)/日の摂取、または十分な紫外線照射を受けるべきだとしています。

アイルランドのコーク大学のキャッシュマン博士らは、64歳以上の人の食事からのビタミンD摂取必要量を推計しています(2009年)。それによれば、血中ビタミンD濃度を10ng／mℓ（25nmol／ℓ）以上に維持するには8・6μg（344IU）／日、15ng／mℓ（37・5nmol／ℓ）以上に維持するには17・2μg（688IU）／日、20ng／mℓ（50nmol／ℓ）以上に維持するには24・7μg（988IU）／日が必要としています。

日本の基準では、血中ビタミンD濃度を20ng／mℓ（50nmol／ℓ）に維持するには5・5μg（220IU）でよいとしていますから、ホリック博士の20μgともキャッシュマン博士の24・7μgとも、かなりの差があります。欧米人は体が大きいこと、調査が行われたボストンやアイルランドは日本よりも日照が少ないことなど、条件の違いを考慮しても、日本の摂取基準は少なすぎるのではないでしょうか。まして、日本はビタミンD不足のワースト5に入る国です。極端な摂りすぎはいけませんが、十分にたっぷりと摂取する必要があるでしょう。

以下に、推奨されるビタミンDの適切な摂取量と専門家による推奨量の年齢別一覧（表10）を掲載しておきますので、日々の食生活の目安になさってください（2009年、米国国立衛生研究所イエットレイ博士ら）。なお、妊婦・授乳婦の推奨量が少ないようですが、専門家による推奨量は一般の人の5倍以上となっています。

では次に、実際にどのような食品を食べればよいのかをみていきましょう。ビタミンD

表10 推奨されるビタミンDの適切な摂取量と専門家の推奨量

(Yetley EA, 2009)

年　齢	推奨量 μg(IU)/日	専門家の推奨量 μg(IU)/日
7カ月～ 3歳	5 (200)	10 (400)
4歳～18歳	5 (200)	10 (400)
19歳～50歳	5 (200)	25 (1000)～
51歳～65歳(または70歳)	10 (400)	25 (1000)～
65歳 以上(または70歳)	15 (600)	25 (1000)～
妊婦・授乳婦	5 (200)	150 (6000)
安全上限摂取量(1歳以上)	50(2000)	250 (10000)

を豊富に含む食品は比較的限られていますが、ビタミンDは脂溶性であるため、脂に富んだ魚や魚卵、卵黄などにたくさん含まれています。たとえば、クロマグロの脂身ならば100g中に18μg、秋獲りカツオならば9μgも含まれているのです。また、あんきもやからすみといった珍味にも多く含まれていますが、これらの難点はコレステロールやプリン体が多いこと。珍味は高価ですからあまりたくさん食べることはないと思いますが、脂質異常や痛風、尿管結石の方は注意が必要です。

日常的によく食べる魚や魚卵では、マグロやカツオのほか、イワシ、しらす干し、身欠きニシン、スモークサーモン、塩ざけ、サンマ、スジコ、イクラ、カズノコ、タラコなど、多くのものにビタミンDが豊富です。ウナギのかば焼き、焼きイワシ、さば水煮缶など、調理済みのものもビタミンDが豊富ですから、手間をかけられないときや外食の際にはこのような料理を選ぶとよいでしょう。

また魚には、ほかにも有用な成分が豊富に含まれており、生活習慣病の予防・改善に効果的です。詳細は拙著『魚と生活習慣病』（ペガサス刊）をご覧ください。

ビタミンDはキノコ類にも比較的多く含まれています。キクラゲ、シイタケ、マイタケなどの乾物には特に多いので、生だけでなく乾物も料理に取り入れる工夫をしましょう。ただし、キクラゲのビタミンD含有量が飛び抜けて多いのは、ほとんどが輸入品で製造時に紫外線照射されているためと推定されています。

ビタミンDは脂溶性であるものの、なぜか肉類にはほとんど含まれていません。卵黄やピータン、ウズラの卵などを除けば、カモにやや多めに含まれている（１００gあたり約３㎍）くらいです。また、穀類や芋類、豆類、野菜、果実、海藻などにも、まったくといってよいほど含まれていません。

ビタミンDを多く含む食品の詳細につきましては、表11をご参照ください。

したがってビタミンDを多く摂るには、主菜には魚を使い、副菜にキノコを取り入れた

表11　ビタミンDと食品

（「五訂増補　日本食品標準成分表」より抜粋）

（μg/可食部100gあたり）

食品名	含有量	食品名	含有量	食品名	含有量
〔魚類（加工品を含む）〕		タチウオ	14.0	マダイ	5.0
あんきも	110.0	コイ	14.0	クロマグロ（赤身）	5.0
しらす干し（半乾燥品）	61.0	カレイ	13.0	ハモ	5.0
マイワシ（みりん干し）	53.0	カズノコ	13.0	ヒラマサ	5.0
マイワシ（丸干し）	50.0	マカジキ	12.0	つみれ	5.0
たたみいわし	50.0	メジマグロ	12.0	かまぼこ	2.0
身欠きにしん	50.0	めざし	11.0	**〔キノコ類〕**	
スジコ	47.0	カマス	11.0	キクラゲ（乾）	435.0
イクラ	44.0	サバ	11.0	シイタケ（乾）	16.8
カワハギ	43.0	メカジキ	11.0	マイタケ（乾）	14.4
クロカジキ	38.0	ニジマス	11.0	ウスヒラタケ	6.1
ベニザケ	33.0	さば水煮缶	11.0	ホンシメジ	4.0
からすみ	33.0	焼きイワシ	10.2	マツタケ	3.6
シロサケ	32.0	スズキ	10.0	マイタケ	3.4
スモークサーモン（ベニザケの燻製）	28.0	マイワシ	10.0	ブナシメジ	2.2
		キビナゴ	10.0	シイタケ	2.1
塩ざけ	23.0	ボラ	10.0	エリンギ	1.8
ニシン	22.0	カツオ（秋）	9.0	**〔肉類・卵類〕**	
イカナゴ	21.0	キス	9.0	アヒル	32.5
ウナギ（かば焼き）	19.0	アイナメ	9.0	ピータン	6.2
サンマ	19.0	ブリ	8.0	鶏卵（卵黄）	5.9
シマアジ	18.0	ヤマメ	8.0	カモ	3.1
煮干し	18.0	サワラ	7.0	ウズラ卵	2.5
イサキ	15.0	ムロアジ	6.0	鶏卵	1.8
ギンザケ	15.0	マフグ	6.0		

献立が効果的です。ビタミンDは焼く、煮る、揚げるといった調理をしてもほとんど分解されないという、ありがたい特徴を持っていますから、同じ材料でも調理法を変えることで、飽きずに食べられるのではないでしょうか。また、ビタミンDは脂肪細胞に蓄積されますから、ある程度の量を食べれば、毎日食べなくても大丈夫です。ちなみに、ビタミンDの体内保留期間は約2週間と比較的長いので、1週間に2~3回適量の魚を食べれば十分といえます。

ただ、高齢になると量をたくさん食べることができなくなります。食事だけでは十分に摂れないときは、サプリメントや特定保健用食品などを上手に利用してビタミンDを補給するとよいでしょう。

おわりに

ビタミンDはこれまでによく知られていた骨・ミネラル調節作用を超えて、広範な生命機能に関与しており、ビタミンDの不足・欠乏は死亡率上昇の危険因子である可能性が高いといえます。健康な生活機能保持のために欠かせない成分で、多くの臓器や組織で産生できるホルモンであるにもかかわらず、世界的にビタミンD不足が高頻度で認められ、しかも年々不足状態が悪化しているのが現状です。老化を防ぎ、心身ともに健康であるためには、適度の日光浴とビタミンDの豊富な食材の摂取、場合によってはサプリメントを摂ることが大切です。

終わりにあたり、編集担当の山﨑健さん、ライターの佐々木とく子さん、そして本書の機会を与えてくださり、あたたかく見守っていただいたペガサス社長・八重勉さんに心から感謝いたします。

2011年5月

著者

斎藤 嘉美（さいとう よしみ）
1932（昭和７）年、東京生まれ。東京大学医学部卒業。元・東京大学医学部講師、成和会介護老人保健施設「むくげの家」施設長。医学博士。
著書に『日本人に多いガンから身を守る』『心身ともに健康で長生きする法』『タマネギはガン・心血管病・ぜんそく・骨粗鬆症にも有効』『魚と生活習慣病』『果物と生活習慣病』『タマネギはやはり糖尿病の妙薬（共著）』『カボチャで血圧が下がった！（共著）』（ペガサス）などがある。

ビタミンDは長寿ホルモン

2011年７月30日　第１刷発行

著　者　斎藤 嘉美
発行者　八重 勉
発行所　株式会社ペガサス
〒171-0022 東京都豊島区南池袋2-12-1
TEL. 03-3987-7936
印刷・製本　モリモト印刷株式会社

Printed in Japan　ISBN978-4-89332-059-9
定価はカバーに表示してあります。落丁・乱丁本はお取り替えいたします。

好評既刊書

※定価は消費税５％を含む価格です。

この病気には この野菜

斎藤嘉美 監修 Ｂ５判・定価1680円（本体1600円）

糖尿病やガン、高血圧などの生活習慣病を予防･改善し、
老化や日常的な病気・症状を克服するには？
病気ごとに、食事の基本、効果的な野菜とその食べ方などを紹介。

タマネギはやはり糖尿病の妙薬

80%の患者に有効という報告

斎藤嘉美･宮尾興平 著 Ｂ６判・定価1200円（本体1143円）

タマネギは血糖値を下げるばかりでなく、合併症の予防･改善にも役立ちます。
タマネギで糖尿病を克服した方々の手記も収めてあります。

最新の科学が証明する多彩な効用

タマネギはガン・心血管病・ぜんそく・骨粗鬆症にも有効

斎藤嘉美 著 Ｂ６判・定価1470円（本体1400円）

信頼できる多くの研究報告と著書自身の臨床試験を基に、
生活習慣病等に対するタマネギの予防･改善効果を検証するとともに、
食べ方も説いています。

生活習慣病に勝つタマネギ料理

山田梗湖 著 斎藤嘉美 監修 Ａ５判・定価1470円（本体1400円）

病気ごとに、最も効果的な食べ方を追求したタマネギ料理の本。
タマネギ以外の材料も多く用い、
タマネギの効果をさらに高めるように工夫してあります。

高血圧に勝つカボチャ料理

山田梗湖 著 斎藤嘉美 監修 Ａ５判・定価1470円（本体1400円）

カボチャは最高の「血圧降下食品」です。その最も効果的な利用法を収載。
高血圧のほか、糖尿病や高脂血症の予防･改善も期待できます。